高血压防治
（修订版）

主　编

刘国树

编著者

王广义　王玉堂　刘国树

李素勤　司全金　张　晶

吕晓川

本书荣获首届金盾
版优秀畅销书奖

U0363306

金盾出版社

内 容 提 要

本书在《高血压防治 200 问》的基础上，作了较大调整，增补了有关国内外高血压研究最新成果的内容，重点介绍了常见高血压病、症状性高血压、高血压性心力衰竭、高血压危象、高血压脑病和肺动脉高压的诊治方法，以及高血压的预防和康复知识。内容系统，文字通俗，方法实用，适合广大患者及城乡基层医护人员阅读参考。

图书在版编目(CIP)数据

高血压防治/刘国树主编.—修订版·—北京：金盾出版社，2000.6(2016.1 重印)

ISBN 978-7-5082-1166-4

Ⅰ.①高… Ⅱ.①刘… Ⅲ.①高血压—防治 Ⅳ.① R544.1

中国版本图书馆 CIP 数据核字(2000)第 12110 号

金盾出版社出版、总发行

北京太平路 5 号(地铁万寿路站往南)
邮政编码：100036 电话：68214039 83219215
传真：68276683 网址：www.jdcbs.cn
北京盛世双龙印刷有限公司印刷、装订
各地新华书店经销

开本：787×1092 1/32 印张：8 字数：176 千字
2016 年 1 月修订版第 21 次印刷
印数：437 001～441 000 册 定价：18.00 元

前　言

　　高血压是人群中常见病之一，其发病率在世界各国都很高，欧美国家成人高血压患病率达 10％～20％。我国也大有上升趋势，1979 年在 26 个省、自治区、直辖市高血压抽样普查 350 万人的结果，患病率为 3％～9％。按这个比率推算，当时全国成人高血压患者不少于 4 000 万人。1991 年全国流行病学抽样调查结果，高血压患病率已增至 11.88％，高血压患者接近 1 亿人；根据最近有关文献报道，我国目前高血压患者的人数已超过 1 亿。高血压不但多见于城市，农村也有发病。1979 年广东省心血管病研究所对 2 826 名 4～14 岁的农村儿童进行血压普查，高血压患病率为 0.86％，说明高血压不但多发于成年人，在儿童中也有发生。

　　高血压是一种严重危害人们健康的疾病，它是并发脑卒中、心脏病和肾脏病的重要病因。临床试验证明，有效地防治高血压，能明显地降低脑卒中、心脏病和肾脏病的发病率与病死率。

　　我国高血压病的流行状况具有患病率高、致残率高、病亡率高的“三高”特点，同时又存在着知晓率低、服药率低、控制率低的“三低”现象。为了尽快扭转“三高”、“三低”的态势，我国卫生部门及广大医务工作者经过多年不懈的努力，取得了可喜的进展。为了在群众中更好地普及高血压的防治知识，我们在《高血压防治 200 问》基础上，扩充内容，增加了 40 问，书名改为《高血压防治》(修订版)，对原书有关高血压的基础知识进行了部分调整，反映了国内外高血压研究的最新进展，重点介绍了高血压病（原发性高血压）、症状性高血压、高血压性心力衰竭、高血压危象、高血压脑病、肺动脉高压等的诊断、治疗知识，同时还介绍了高血压的预防、康复知识。内容通俗易懂，简明实用，适用于患者及基层医护人员阅读。

本书在编写中参阅了一些有关高血压方面的书籍及报刊资料，如《中国医学百科全书（心脏病学）》《高血压译本》（赵光胜审校）、《实用内科学》、《心血管病诊断治疗进展》（杨兴生、孙静平主编）、《心血管病的诊断与治疗》（广东省人民医院、广东省心血管病研究所编）、《防治心血管病的饮食》（冯德编著）、《中国体育报》、《健康报》、《中国医学论坛报》等，还参阅了 1999 年世界卫生组织/国际高血压学会发表的《高血压治疗指南》，以及中国高血压联盟发表的《中国高血压防治指南》等有关资料，在此向诸位编著者一并表示感谢。

由于编者水平所限，书中难免有不当之处，尚祈读者批评指正。

刘国树

2000 年 1 月于北京

目　录

一、高血压的基础知识

三、症状性高血压

四、高血压性心力衰竭

五、高血压危象

六、高血压脑病

七、肺动脉高压

八、防治高血压的饮食

九、高血压病的预防

一、高血压的基础知识

1. 什么叫高血压？

高血压系指循环系统内血压高于正常而言，通常指体循环动脉血压增高，是一种常见的临床综合征。

动脉血压在一日之内的变化很大。在不同的生理情况下，如休息和运动、安静和激动、空腹和饱餐、早晨和晚间，血压数值常有一定的波动，往往是前者低于后者。血压愈高，冠心病、肾动脉病变、高血压性心脏病与脑出血的发生率也愈高。可见，动脉压与其后果二者之间有定量的关系。但是在人群中无论收缩压或舒张压，其增长都呈一平滑曲线或直线，且正常血压与不正常血压间没有一个明确的界限，因而不可能从调查人群的血压本身找出任何可以提供作为划分正常血压与高血压的分界线。正因为如此，不仅评定血压的标准不一致，而且有人还认为高血压与正常血压之间只存在着量的差别，没有质的不同。但是防治工作需要有统一普查标准和评定疗效的标准，因此有必要划定高血压的范围。如何划定高血压范围？通常是以低于 18.7/12.0 千帕（140/90 毫米汞柱）为正常，而高于 21.3/12.7 千帕（160/95 毫米汞柱）为高血压。这是世界卫生组织建议使用的高血压诊断标准。目前这项正常值标准是从一组肯定为高血压患者的血压分布与正常人的分布进行对比分析中得到的，这样得到的正常界线比其它方法更合理。

正常人的收缩压随年龄而增高，40 岁以下收缩压不超过 18.7 千帕（140 毫米汞柱），以后年龄每增长 10 岁，收缩压可增高 1.33 千帕（10 毫米汞柱）。约 80%～90% 的高血压是由于高血压病（原发性高血压）引起的，其余 10%～20% 则是症状性高血压。前者是以血压增高为其主要临床表现的一种疾病,亦称原发性高血压;后者则指在某些疾病中,作为症状之一而出现的高血压,高血压在这些疾病中可有可无,可为暂时性或为持久性,故亦称继发性高血压。

2. 什么是高血压的正常高值?

根据 1999 年世界卫生组织/国际高血压学会治疗指南中规定,高血压患者收缩压在 17.3～18.6 千帕(130～139 毫米汞柱),舒张压在 11.3～11.9 千帕(85～89 毫米汞柱)者称为高血压的正常高值,以前称为"高正常血压"。

1984 年医学家们首次提出"高正常血压"概念,后又在 1993 年进一步将血压低于 17.3/11.3 千帕(130/85 毫米汞柱)定为正常血压,因此当收缩压为 17.3～18.6 千帕(130～139 毫米汞柱),舒张压为 11.3～11.9 千帕(85～89 毫米汞柱),或两者只要一项达此水平,便是"高正常血压",也就是目前的血压"正常高值"。根据 1999 年世界卫生组织/国际高血压学会治疗指南,高血压诊断标准是收缩压≥18.7 千帕(140 毫米汞柱),舒张压≥12.0 千帕(90 毫米汞柱),这就是血压"正常高值"尚未达到高血压诊断标准,就不是高血压,这样如果无靶器官损害,也无危险因素存在的条件下,就无需降压医治。但事实并非如此简单,首先,血压"正常高值"有重要的临床意义,"正常高值"发展成高血压的可能性比血压正常者大得多。其次,处于"正常高值"水平的人发生心、脑、肾血管疾病的危险性也随之增高,也就是发生冠心病、脑卒中和肾脏损伤的危险性明显高于正常血压组或理想血压组。对于这组人,应该用非药物疗法进行治疗,包括克服不良生活习惯,如酗酒、吸烟、喜食油腻食品或过咸食物等;在医生指导下,积极参加身体锻炼;定期到医院、社区卫生所测量血压,并做好记录,定期与医生联系及时寻求必要的指导和帮助,千万不能认为"不要紧"或顺其自然发展。第三,处于"正常高值"的人,如果患有糖尿病或并发心、脑、肾损害,则应进行药物降压治疗,将血压降至正常或理想水平,药物选择以长效降压药为优,以维持24小时血压平稳下降,减少靶器官损害的可能性,减少并发症,降低病死率。

3. 根据血压水平划分高血压类型和分级都有哪些内容?

根据1999年世界卫生组织/国际高血压学会的高血压治疗指南中规定:在未服用降压药的情况下,血压高到什么程度算高血压呢? 答案是收缩压≥18.7千帕(140毫米汞柱)和(或)舒张压≥12.0千帕(90毫米汞柱)。采用术语1、2、3级而不用美国预防、检测、评价与治疗高血压全国联合委员会1997年度第六次报告的Ⅰ、Ⅱ、Ⅲ期,这是因为术语"期"表示疾病随时间的进展,但临床疾病过程不一定完全按高血压分期标准进行,因此术语"期"的分类法是不适宜的。在旧版世界卫生组织/国际高血压协会指南所使用的"轻"、中和重型高血压,分别相当于1、2和3级高血压。经常使用的"临界高血压"成为Ⅰ级高血压的亚组。应该指出,"轻型"高血压或目前分级为Ⅰ级高血压者,预后并不一定就良好,这取决于靶器官的损害程度。本指南不单独提及和区分老年性高血压和单纯收缩期高血压,而把二者合为一个部分,因为这些病人的治疗与中年典型高血压没有什么区别。因此,可以认为本指南对高血压定义及临床治疗更有实际应用价值。高血压分类标准及治疗方案见表1,表2。

表1 高血压分类标准

类型	收缩压(千帕)(毫米汞柱)	舒张压(千帕)(毫米汞柱)
理想血压	<16.0(120)	<10.6(80)
正常血压	<17.3(130)	<11.3(85)
正常高值	17.3~18.5(130~139)	11.3~11.8(85~89)
Ⅰ期高血压(轻型)	18.6~21.1(140~159)	12.0~13.2(90~99)
亚组:临界高血压	18.6~19.8(140~149)	12.0~12.5(90~94)
Ⅱ期高血压(中型)	21.3~23.8(160~179)	13.3~14.5(100~109)
Ⅲ期高血压(重型)	≥23.9(180)	≥14.6(110)
单纯收缩期高血压	≥18.6(140)	<12.0(90)
亚组:临界收缩期高血压	18.6~19.8(140~149)	<12.0(90)

4. 美国预防、检测、评价与治疗高血压全国联合委员会(JNC)1997年度第六次报告中提出的高血压治疗方案有什么内容?

高血压治疗方案见表2

表2 高血压治疗方案

分　　组	正常高限 17.3~18.5/11.3~11.8千帕(130~139/85~89毫米汞柱)	Ⅰ期 18.6~21.1/12.0~13.2千帕(140~159/90~99毫米汞柱)	Ⅱ Ⅲ期 ≥21.3/≥13.3千帕(≥160/100毫米汞柱)
A组(无危险因素及靶器官损害)	改善生活方式	改善生活方式(可达12个月)	药物治疗
B组(除糖尿病外有1个以上危险因素及靶器官损害)	改善生活方式	改善生活方式(可达6个月)	药物治疗
C组(有靶器官损害、糖尿病及其它危险因素)	药物治疗	药物治疗	药物治疗

5. 1999 年世界卫生组织/国际高血压学会在高血压治疗指南中是如何将高血压病人危险因素与诊断分级进行联系的?

高血压病人危险因素与诊断分级的关系见表3。

表3 高血压病人危险因素与诊断分级的关系

其它危险因素及疾病史	高血压 1 级（轻型高血压）收缩压 18.6～21.1 千帕(140～159 毫米汞柱)或舒张压 12.0～13.2 千帕(90～99 毫米汞柱)	高血压 2 级（中型高血压）收缩压 21.3～23.8 千帕(160～179)毫米汞柱)或舒张压 13.3～14.5 千帕(100～109 毫米汞柱)	高血压 3 级（重型高血压）收缩压≥23.9 千帕(≥180 毫米汞柱)或舒张压≥14.6 千帕(110 毫米汞柱)
1. 无其它危险因素	低危	中危	高危
2.1～2 个危险因素	中危	中危	非常高危
3.3 个或更多个危险因素,或靶器官损害或糖尿病	高危	高危	非常高危
4. 相关的临床情况包括临床心血管疾病或肾脏疾病	非常高危	非常高危	非常高危

注:危阡分层(10 年内脑率中或心肌梗死危险):低危组<15%;中危组 15%～20%;高危组 20%～30%;非常高危阻≥30%

6. 1999 年世界卫生组织/国际高血压学会在高血压治疗指南中所提出的高血压处理策略都有些什么主要内容?

高血压治疗指南中所提出的高血压处理策略,主要内容见图1。

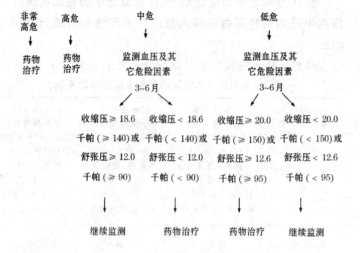

图1　高血压疗指南中提出的高血血处理策略内容

注:括号内数据单位为毫米汞柱

7.1999 年世界卫生组织/国际高血压学会的高血压治疗指南中对单一用药和联合用药有什么新的建议?

(1)单一药物治疗:目前临床常用的降压药物有六类,包括:利尿剂;β受体阻滞剂;长效血管紧张素转换酶抑制剂;钙拮抗剂;α受体阻滞剂;血管紧张素受体阻滞剂。六大类降压药可作为单一的药物治疗。在应用常规剂量时,均可产生相同的降压效果,但如果除去安慰剂效果后,血压(收缩压和舒张压)平均下降 0.53～1.14 千帕(4～8 毫米汞柱)。很明显,单一药物治疗,使用推荐剂量,降压效果是不满意的,即不能使血压达到理想水平,甚至达不到正常水平。

(2)药物联合治疗:既然单一药物不能使血压降到满意水平,几种不同类药物联合应用就显得十分必要了。因为联合用药的降压效果大于任何一种单一用药治疗。在高血压最佳治疗研究中,90%的病人舒张压降至12.0千帕(90毫米汞柱)以下,其中70%的病人需要联合药物治疗。通常联合用药作用充分发挥时,血压的降低为单一用药治疗的二倍,血压可下降8%～15%。如果患者血压为21.3/12.6千帕(160/95毫米汞柱),联合用药治疗可使其收缩压降低1.6～2.9千帕(12～22毫米汞柱),舒张压降低0.9～1.8千帕(7～14毫米汞柱)。

有效的药物联合应用:①利尿剂和β受体阻滞剂。②利尿剂和长效血管紧张素转换酶抑制剂。③钙拮抗剂(二氢吡啶类)和β受体阻滞剂。④钙拮抗剂和长效血管紧张素转换酶抑制剂。⑤α-受体阻滞剂和β-受体阻滞剂。

高血压治疗指南中提出,相同作用机制的药物联合用药,只能产生很有限的价值,认为降压效果不能相加,或者由于相似的副反应而增加了发生副反应的危险性;而有效的药物联合用药是利用不同降压机制的药物达到有效的降压目的,同时亦可减少单一用药的剂量及其副反应,因此主张有效的联合用药。

8. 英国高血压学会发表的《高血压治疗指南1999》主要内容有哪些?

据《中国医学论坛报》1999年11月4日报道,英国高血压学会最近发表了《高血压治疗指南1999》,主要内容介绍如下:

(1)对所有高血压和临界高血压患者采取非药物治疗方法。

(2)对收缩压持续≥21.3千帕(160毫米汞柱)或舒张压持续≥13.3千帕(100毫米汞柱)的患者,开始给予抗高血压药物治疗。

（3）对于收缩压为 18.7～21.2 千帕（140～159 毫米汞柱）或舒张压为 12.0～13.2 千帕（90～99 毫米汞柱）的患者，根据其是否存在靶器官损害、心血管疾病、糖尿病或 10 年间"冠心病危险"是否≥15％，决定是否给予抗高血压药物的治疗。

（4）血压控制的理想靶值为：收缩压＜18.7 千帕（140 毫米汞柱），舒张压＜11.3 千帕（85 毫米汞柱）。建议最低可接受水平为收缩压＜20.0 千帕（150 毫米汞柱），舒张压＜12.0 千帕（90 毫米汞柱）。

（5）对大多数患者来说，在无禁忌证或不得不用其它抗高血压药的情况下，最好使用小剂量噻嗪类利尿剂或 β-阻滞剂作为一线治疗药物。

（6）建议成人至少每 5 年接受一次血压测定，直至 80 岁。血压为 17.9～18.5/11.3～13.2 千帕（135～139/85～99 毫米汞柱）或既往血压测定过高者，应每年接受一次血压测定。

（7）高血压患者应接受的常规检测包括：尿试纸检测血尿和蛋白尿情况；血电解质和肌酐、血糖；血清总胆固醇：高密度脂蛋白胆固醇（HDL-C）比值和 12 导联心电图检查。

（8）半数以上大于 60 岁的老年人有高血压，其中包括单纯收缩压≥21.3 千帕（160 毫米汞柱），舒张压＜12.0 千帕（90 毫米汞柱）者。这一人群较年轻患者发生心、脑血管并发症（包括心力衰竭和痴呆症）的危险高。用抗高血压治疗以降低舒张期高血压和单纯收缩期高血压可降低该危险。抗高血压治疗的益处可至少持续至 80 岁。一旦开始治疗，就应持续用药至 80 岁以后。对老年高血压患者来说，小剂量噻嗪类是可以接受的一线药物；β-阻滞剂作为一线药的疗效不如噻嗪类。当噻嗪类无效、有禁忌证或不能耐受时，可用双氢吡啶类钙拮抗剂替代。

（9）高血压并血清总胆固醇升高者，在使用降压药的同时可合并用他汀类降脂药物，其原则为：①如果他汀类药物作为一级预防，可用于70岁以下、总胆固醇≥5.0毫摩尔/升和10年期间冠心病危险≥30%的病人。②如果作为二级预防，即已有心血管疾病（心绞痛或心肌梗死）证据时，他汀类药物可用于75岁以下、总胆固醇≥5.0毫摩尔/升的病人。

英国《高血压治疗指南1999》总结了近年来国际大规模临床随机试验的重要研究成果，简洁明了，易于广大临床医师使用。治疗策略与世界卫生组织/国际高血压学会（WHO/ISH）或美国预防、检测、评价与治疗高血压全国联合委员会1997年度第六次报告（JNC-VI）提出的指南相似，目标血压为18.7/11.3千帕（140/85毫米汞柱）以下。主张对高血压合并血清胆固醇升高的患者，可在应用降压药的基础上合并使用他汀类降脂药物。应该注意到我国国情与西方国家的不同，该资料可作为临床实践中重要的参考指南。

9. 高血压有什么危害性？

一旦患了高血压病（原发性高血压），就应马上看医生，得到及时治疗，否则就会受到意想不到的损害。临床实践表明轻型高血压如果不给予及时治疗，不是没有危险，在9～10年之后，约计10%的患者会死亡，50%左右的病人并发左室肥大、视网膜病变、脑血管病、心脏及肾功能障碍。重型高血压，即舒张压在14.0千帕（105毫米汞柱）以上者，5年之后发生心血管并发症者占50%以上。

通常轻型高血压并发心血管病者居多，其次为脑血管病变；而重型高血压发生肾脑并发症居多，其次为心血管并发症。这说明高血压的严重程度也会涉及到并发症的发生。

血压高低也会影响病程进展速度。当舒张压低于17.3千帕（130毫米汞柱）时，如果治疗及时，血压控制比较理想，就可能会延缓心血管并发症的发生；如果舒张压超过17.3千帕（130毫米汞柱），又得不到合理的医治，特别是合并心、脑、肾等脏器功能障碍时，病情将会很快恶化，出现心、脑、肾等脏器功能衰竭，衰竭的脏器往往又会使血压上升，恶性循环，若再不及时医治，病人往往在6个月左右时间内死亡。这说明将血压控制在理想水平的重要性。

血压高低也会影响寿命，血压程度越高，相对病死率也越增加。有资料表明，以男性30～39岁组为例，当血压为17.3/12.70千帕（130/90毫米汞柱）时，死亡的危险性比正常人的增加1.4倍；如果血压增至18.7/12.7千帕（140/95毫米汞柱）时，增加2.5倍；当血压为20.0/13.3千帕（150/100毫米汞柱）死亡的危险性增加5倍之多。由此说明，若及时正确地降压治疗会延长患者的生命。

10. 血管平滑肌的功能特性是什么？

血管平滑肌的活动与血压和血流分布均有密切关系，近年来这方面的研究受到广泛重视。由于平滑肌细胞被埋藏在大量非肌性组织（如弹性纤维、胶原纤维和粘多糖等）中，其细胞很小，部位差异又较大，因此在研究方法上有一定困难。但从初步资料可看出，血管平滑肌与骨骼肌相比，在结构和功能上有某些明显的差异。

从结构上看，血管平滑肌细胞也有成束的肌原纤维和不同粗细的肌丝，但排列不像骨骼肌那样规则有序，也没有肌小节和类似Z线的结构。但根据生化研究和收缩时的长度-张力关系来分析，其收缩也是通过肌丝滑行机制实现的。在血管平滑肌中，没有看到骨骼肌那种限定其长度-张力关系的空中心区,这表明其粗肌丝的全长(可达 8 微米)都能和肌动蛋白发生相互作用。这一结构特点提示血管平滑肌能在较大的长度范围内发生张力。

从功能上看,血管平滑肌的兴奋收缩耦联机制也是由肌浆内钙离子引起的。每当肌浆内 Ca^{2+} 浓度达到 10^{-7} 摩尔/升时,即可引起收缩反应,而达到 10^{-5} 摩尔/升时,可引起最大收缩反应。反之,当 Ca^{2+} 浓度低于上述各数值时,则可在原来收缩的基础上发生不同程度的舒张反应。影响平滑肌细胞张力的钙浓度变化幅度显著大于骨骼肌,这提示血管平滑肌在收缩功能上有较大的贮备;另外,钙不是调节平滑肌张力的唯一化学物质。反应基质中三磷酸腺苷(ATP)浓度的减少也能降低三磷酸腺苷酶的活性而减少三磷酸腺苷的利用,从而使张力降低。通过三磷酸腺苷的这种负反馈控制机制,能量供求关系可能保持平衡。目前认为某些代谢性舒血管作用就是通过此机制引起的。

从电生理特性看,血管平滑肌细胞的静息电位值较小,为 $-30 \sim -60$ 毫伏,这可能与该组织对钾的通透性较低或钠的通透性较高有关。神经体液因素可通过调整钾电导而改变其静息电位和兴奋性水平。平滑肌细胞的静息电位不单纯是扩散电位,还有一部分是由产电的钠泵形成的。毒害此泵可使静息电位降低 $-10 \sim -20$ 毫伏,增加兴奋性,引起收缩活动。另外,平滑肌与心肌或骨骼肌不同,它不是完全由动作电位机制激活的,还存在有非电位激活收缩机制。某些激动剂在不引起动作电位的情况下,也能引起收缩反应。

11. 血压指的是什么?

血压是指血液在血管内所呈现的压力。血压的形成,首先有赖于循环系统内有血液充盈,其充盈程度可用循环系统平均充盈压表示。在动物实验中,若使心脏暂时停搏,血流将停止,循环系统内各处压力很快取得平衡,此时,在循环系统内任何一点所测得的血压就是循环系统充盈压,其数值取决于血液量和循环系统容量之间的相对关系。如果血量增多,循环系统容量减少,则平均充盈压升高,反之则降低。实验证明,狗的循环系统平均充盈压约为 0.94 千帕(7 毫米汞柱),人也接近于这一数值。显然,单靠血液充盈本身并不能形成很高的压力,但它是形成血压的前提。形成血压的另一因素是心脏向血管内射血。心脏射血时,心室肌收缩所释放的能量,一部分用于推动血液流动,成为血流的动能;另一部分则形成对血管壁的侧压,成为作用于血管壁的势能(压强能)。当用导管插入血管内测量血压时,若导管开口对向血流,则血流的动能也能转变成压力(流速压),使测得的血压大于对血管壁呈现的侧压,称为终压。通常血液的动能部分,即流速压,只占很小的比例,故侧压与终压差别不大。据计算,心缩期,主动脉血流速度最快时,其流速压只占终压的 3%,故可忽略不计。但当某部位血流速度明显加快时,流速压占的比例就要增大,而使侧压减少。例如在冠状动脉硬化时,若冠状动脉口径狭窄到原来的 1/5 时,其横断面积将减小到原来的 1/25,因而血流速度将增加 25 倍。由于流动液体的动能与流速平方成正比,故此时血流动能将比冠状动脉正常时增大 625 倍,结果使流速压占的比例大增,冠脉侧压大减,从而更加重了冠状动脉的狭窄程度。当侧压成为负值时,冠状动脉即完全闭锁。但血流一旦停止,流速压也消失,侧压又突然增大,冠状动脉重新流通。如此反复,有时出现所谓的断续性血流。

12. 动脉血压是如何形成的?

动脉血压是指血液流经动脉系统时,对血管壁所呈现的侧压。动脉血压是推动血液流动的驱动力，它必须达到一定高度才能保证全身各器官的血液供应。那么动脉血管内一定高度的血压水平是如何形成的呢？前面曾谈到，在血管系统内有足够的血液充盈是形成血压的前提。在此基础上心脏射血所作的功，一部分形成流速，一部分产生侧压。但是如果不存在主要由阻力血管所构成的外周阻力，则心脏射出的血液将迅速流向外周，致使心室收缩释放的能量全部或大部转为动能，而形不成侧压。只有在外周阻力配合下，心脏射出的血液不能迅速流走，暂时存留在阻力血管向心端的较大动脉血管内，这时心室收缩的能量才能大部分以侧压形式表现出来，形成较高的血压水平。所以，动脉血压的形成是心脏射血和外周阻力相互作用的结果。在心室舒张期心脏停止射血时，则由大动脉回弹作用与外周阻力相配合，以维持一定的血压水平。

13. 动脉血压有生理变异吗？

在不同生理情况下,血压可发生一些变动。在兴奋、恐惧、忧虑等情绪因素影响下,血压特别是收缩压可明显增高,主要与交感神经活动增强有关。睡眠时,血压急剧下降,以后随着不同睡眠时相而有波动,一般在第Ⅲ和第Ⅳ相时最低;在异相睡眠时,血压可发生短暂升高。运动时,动脉血压特别是收缩压可明显增高;从事激烈运动时,收缩压可高达24.0~26.7千帕(180~200毫米汞柱),舒张压也可达到13.3千帕(100毫米汞柱)的程度。运动停止时血压急剧下降,这是由于腹肌、内脏血管舒张所致,以后又出现血压的二次上升。环境温度降低时,末梢血管收缩常使血压升高;环境温度升高时,则皮肤血管扩张等散热机制而使血压降低,在温浴时也有同样变化,但以舒张压降低更为明显。

在动脉系统内,不同动脉段的血压数值也不一样,并不是动脉血管愈大,血压愈高。若用带有顶端压力传感器的导管插入各段血管测量其血压值,则可发现与主动脉内的血压相比,外周动脉的收缩压较高,舒张压较低,因而脉压差较大。这是由于:①血压压力波从远端阻力较大的血管床返折回来,造成叠加,故血压反而升高。②射出的血液团作用于弹性血管壁引起共振现象。

14.心脏搏出量与血压有关系吗?

在循环系统内有适量血液充盈前提下,动脉血压是由心脏射血和外周阻力两个主要因素的相互作用而形成的。这两个因素既是形成血压的因素,又是影响血压变化的主要因素。当心室收缩加强而搏出量增加时,射入主动脉的血量增加,动脉血压升高,血流速度加快。在心率和外周阻力不变的情况下,血液向外周流走的量增多,因而动脉系统舒张末期总容量虽有所增加,但增加程度不大。因此,收缩压的升高要大于舒张压的升高,从而使脉压加大。总之,当心脏搏出量增加时,主要是使收缩压增高,舒张压增高不多,故脉压增大。反之,当搏出量减少时,则主要使收缩压降低,脉压减小。

15.外周阻力与血压的关系是什么?

外周阻力增加而心输出量不变时,由于血液向外周流走的速度减慢,致使舒张末期主动脉内存留的血量增多,舒张压增高。心缩期时,在此基础上加上搏出量,总血量也要增多,收缩压也将相应地增高。但是动脉血压升高使血流速度加快,因此收缩压升高不如舒张压升高明显,脉压变小。反之,外周阻力减小时,舒张压降低要比收缩压的降低更明显,故脉压加大。

外周阻力的改变主要是由于阻力血管口径的变化,而后者又是由血管平滑肌的活动所决定的。近年来关于血管平滑肌的研究进展较快,这对于分析血压的生理与病理变化,特别是高血压的发生机制有重要意义。目前研究较多的是 Ca^{2+}、Mg^{2+}、Na^+、K^+ 等离子对血管平滑肌活动的影响。

(1) Ca^{2+} 的作用:血管平滑肌细胞内 Ca^{2+} 浓度的增加,能促进肌动蛋白与肌球蛋白的叠合,引起平滑肌收缩,管径缩小,外周阻力增大,血压升高。细胞内的 Ca^{2+} 浓度是由细胞膜上的 Ca^{2+} 通道与细胞膜和肌浆网膜结合 Ca^{2+} 的功能所决定的。膜上的钠-钾通道(钠-钾泵)与钠-钙通道(钠-钙泵),也与细胞内 Ca^{2+} 浓度的调节有关。细胞外 Ca^{2+} 通过 Ca^{2+} 通道进入细胞内,以及细胞膜与肌浆网膜上的结合钙向细胞内的释出,均可使细胞内 Ca^{2+} 浓度增加,引起血管平滑肌收缩。Ca^{2+} 拮抗剂可阻止细胞外 Ca^{2+} 的流入和膜结合 Ca^{2+} 向细胞内的释放,使细胞内 Ca^{2+} 浓度降低,抑制平滑肌的收缩。

(2) Mg^{2+} 的作用:Mg^{2+} 能直接作用于血管平滑肌的细胞膜,与 Ca^{2+} 竞争 Ca^{2+} 通道,减少 Ca^{2+} 的流入,并能促进肌浆网膜与 Ca^{2+} 的结合,从而减少肌细胞内的 Ca^{2+} 浓度。因此,Mg^{2+} 能抑制或减弱平滑肌的收缩。

(3) Na^+ 的作用:血管平滑肌的细胞膜上有 Na^+-K^+ 泵与 Na^+-Ca^{2+} 泵,前者能泵出 3 个 Na^+,摄入 2 个 K^+,使细胞内维持低钠浓度,后者使 3 个 Na^+ 的流入与 1 个 Ca^{2+} 的流出相耦联,可促进 Ca^{2+} 的流出。当肌细胞内 Na^+ 增多时,一方面可通过 Na^+-K^+ 泵促进 Na^+ 的流出,另一方面抑制 Na^+-Ca^{2+} 泵,减少 Na^+ 的流入,因而阻碍了 Ca^{2+} 的流出,使细胞内 Ca^{2+} 浓度增加,肌肉收缩加强。近年来的研究已证实,高 Na^+ 膳食与高血压的发生有重要关系。

(4) K^+ 的作用:细胞外 K^+ 浓度的增加能刺激 Na^+-K^+ 泵,促进细胞内 Na^+ 的流出,进而增强 Na^+-Ca^{2+} 交换,使细胞

内 Ca^{2+} 减少,降低平滑肌的张力。

16. 心率也与血压有关系吗?

心室每次收缩射入主动脉的血液,只有一部分在收缩期内流走,其余部分则需要在舒张期内流向外周。如果心率突然增快而搏出量和外周阻力不变,则因舒张期变短,流向外周的血量减少,致使舒张末期主动脉内存留血量增多,舒张压升高。在此基础上,由于"水涨船高"的关系,虽然收缩压也将升高,但动脉压升高可使血流速度加快,在收缩期内有较多的血液流向外周,致使收缩压的升高不如舒张压升高显著,而脉压减小。与此相反,当心率减慢时,舒张压降低的幅度大于收缩压降低的幅度,致使脉压增大。

17. 大动脉的弹性储器作用与血压有何关系?

在动脉系统血管结构特点专题中已讲述了有关主动脉与大动脉的弹性压力储器作用。它可缓冲血压波动的幅度,即防止收缩压过高和舒张压过低,因而使脉压减小。大动脉的弹性可随年龄逐渐发生变化。在儿童时期,由于血管壁中弹性纤维多,胶原纤维少,弹性储器作用强,在同样容量变化下,压力变化幅度小,脉压较小。但到老年时,动脉管壁中的弹性纤维发生变性,它的可扩张性减小,弹性储器作用减弱,致使脉压增大。

18. 血液粘滞度与血压也有关系吗?

除了血管口径外,血液粘滞度也是构成外周阻力的一个因素。由泊肃叶定律可知,血流阻力与血液粘滞度成正比。凡使血液粘滞度增加的因素,都有可能加大外周阻力,血压升高,而增加心脏负担。红细胞的数量和性质的变化是影响血液粘滞度的主要因素。红细胞比容的增大,例如在多血症和失水患者,均可使血液粘滞度增大,引起血压升高。在某些病理情况下,红细胞聚集性的增加,也是使血液粘滞度增高的重要因素。血浆中纤维蛋白原浓度的异常增加，可通过血浆粘滞度的增高，引起血液粘滞度增高。这些因素都能改变外周阻力而影响血压。因此，血液粘滞度的状况与血压有一定的关系。

19. 动脉血压是如何表示的？

目前，在我国无论城市还是乡村，大小医院里最常用的测血压仪器为水银柱式血压计，而弹簧式血压计多用于随诊，具有携带方便的优点。电动血压计在某些城市大医院里常有应用，但尚未普及。动脉血压通常以毫米汞柱（mmHg）单位表示，近年来，国际上采用新压强表示，即用千帕（kPa）表示血压。新旧压强单位换算表如表4。

表 4　新旧压强单位换算表

（1 毫米汞柱＝0.133 千帕）

毫米汞柱	千帕	毫米汞柱	千帕	毫米汞柱	千帕	毫米汞柱	千帕	毫米汞柱	千帕
2	0.3	32	4.3	62	8.3	92	12.3	122	16.3
4	0.5	34	4.5	64	8.5	94	12.5	124	16.5
6	0.8	36	4.8	66	8.8	96	12.8	126	16.8
8	1.1	38	5.1	68	9.1	98	13.1	128	17.1
10	1.3	40	5.3	70	9.3	100	13.3	130	17.3
12	1.6	42	5.6	72	9.6	102	13.6	132	17.6
14	1.9	44	5.9	74	9.9	104	13.9	134	17.9
16	2.1	46	6.1	76	10.1	106	14.1	136	18.1
18	2.4	48	6.4	78	10.4	108	14.4	138	18.4
20	2.7	50	6.7	80	10.7	110	14.7	140	18.7
22	2.9	52	6.9	82	10.9	112	14.9	142	18.9
24	3.2	54	7.2	84	11.2	114	15.2	144	19.2
26	3.5	56	7.5	86	11.5	116	15.5	146	19.5
28	3.7	58	7.7	88	11.7	118	15.7	148	19.7
30	4.0	60	8.0	90	12.0	120	16.0	150	20.0

毫米汞柱	千帕	毫米汞柱	千帕	毫米汞柱	千帕	毫米汞柱	千帕	毫米汞柱	千帕
152	20.3	182	24.3	212	28.3	242	32.3	272	36.3
154	20.5	184	24.5	214	28.5	244	32.5	274	36.5
156	20.8	186	24.8	216	28.8	246	32.8	276	36.8
158	21.1	188	25.1	218	29.1	248	33.1	278	37.1
160	21.3	190	25.3	220	29.3	250	33.3	280	37.3
162	21.6	192	25.6	222	29.6	252	33.6	282	37.6
164	21.9	194	25.9	224	29.9	254	33.9	284	37.9
166	22.1	196	26.1	226	30.1	256	34.1	286	38.1
168	22.4	198	26.4	228	30.4	258	34.4	288	38.4
170	22.7	200	26.7	230	30.7	260	34.7	290	38.7
172	22.9	202	26.9	232	30.9	262	34.9	292	38.9
174	23.2	204	27.2	234	31.2	264	35.2	294	39.2
176	23.5	206	27.5	236	31.5	266	35.5	296	39.5
178	23.7	208	27.7	238	31.7	268	35.7	298	39.7
180	24.0	210	28.0	240	32.0	270	36.0	300	40.0

20. 动脉血压是如何测定的?

动脉血压是指主动脉、肱动脉、股动脉等较大动脉血管中的血压而言。测量血压的方法,可分为直接法与间接法两种。在人体通常多选用间接法,但为了更准确并获得连续记录,在特殊心血管功能检查或动物实验中也常采用直接法。

(1)直接测量法:在人体或动物实验中,用一种特殊的小型血压传感器,它是将传感器部分直接装在动脉导管的顶端,称为导管顶端压力传感器。使用时可随导管直接插入动脉血管内,记录出各段血管的血压,也可插入心室记录室内压。从右肘静脉或颈静脉还可以插入右心房、右心室和肺动脉处,分别记录各该部位的血压。目前临床上最常用的直接测量法为心导管检查法。所用的心导管,其特点为开口在顶端,尾端装有金属或塑料接头可与注射器衔接。使用时从周围血管腔送入,在 X 线透视下送到心腔和大血管腔,可抽取血液标本,可与压力传感器相接,测量腔内压力。

直接测量法虽然很准确,但它是侵入性的并且须向动脉内插入导管,需要无菌操作,不便于日常多次反复检查。

(2)间接测量法:临床上广泛使用的血压计是一种利用压脉带压迫血管的测压方法,沿用已久。当压脉带内压力高于收缩压时,血液完全被阻断,远端听不到任何声音。当带内压降低到刚刚低于收缩压时,在每一心动周期中可有少量血液冲过压迫区并在远端形成涡流而产生血管音,此时带内压力即代表收缩压。此后随着带内压力逐渐降低,冲过压迫区的血液量越来越多,产生的血管音也随着增大。但当带内压降至舒张压以下时,已不再能阻断血流,血流由断续流动变为持续流动,血管音突然变小,最后消失。通常由变音到声音消失的压力差别虽然不大,但究竟应以哪一种情况代表舒张压的问题,尚有异议。1939 年美国心脏病协会开始采用突然变音作为舒张压的标志,但 1951 年美国心脏病协会高血压标准委员会又建议用声音消失点作为舒张压的标志。目前认为,儿童期以变音标志较为准确,成人则以声音消失为标志较为准确。

听音法测量血压的注意事项:因为血压是可变的,又受到许多外部因素的影响,所以,测得的血压应相当于病人的平时水平。我们推荐以下测量方法:①病人应采取坐位,前臂赤裸,伸直,位于心脏同一水平。测量前 30 分钟内不应吸烟或服用咖啡因。②安静休息5分钟后测量血压。③袖带大小应合适，若宽度过窄时，量取的压力值偏高，过宽时则偏低。通常其宽度应比上臂直径宽20％左右为宜。以保证测量的准确性。应备有不同尺寸(如儿童、青年和成人)的袖带。④充气压迫时间不能过长，否则易引起全身血管反射性收缩，使血压升高。在减压过程中，有时出现血管音暂时消失随后又重新出现的情况，称为无音间隙，常见于某些高血压病人。⑤应用近期经过校准的水银血压计或有效的电子血压计测量血压。⑥两个或两个以上的读数应平均，如果首次的两个数据相差0.667千帕(5毫米汞柱)以上，应再次测量。⑦左右臂血压值可略有差别，但不应超过1.33千帕(10毫米汞柱)，有人认为双上肢血压平均只差0.133千帕(1毫米汞柱)。通常选用高值作为测量结果。若左右臂血压相差超过2.6千帕(20毫米汞柱)，则提示可能有肱动脉闭塞症。⑧应告诉病人血压值，并劝告病人要定期测量血压。

21. 动脉血压的正常值是多少？

人体动脉血压受年龄、性别、生理状态等因素的影响。在年龄方面，新生儿收缩压仅5.3千帕(40毫米汞柱)左右，生后1个月为9.3～10.7千帕(70～80毫米汞柱)，至青年时期可达16.0/10.7千帕(120/80毫米汞柱)的水平。此后随着年龄的增长，收缩压与舒张压均有逐渐增高的趋势，但以收缩压增高更为显著。一般50岁以前，正常值在18.7/12.0千帕(140/90毫米汞柱)以下，50岁以上时应在21.3/12.7千帕(160/95毫米汞柱)以下。性别方面，50岁以前男性略高于女性，50岁以后由于更年期的影响，女略高于男。我国人的正常血压数值，以上海市的调查为例，如表5所示。

表5 我国正常人动脉血压平均值

单位:千帕(毫米汞柱)(上海112 419人调查统计)

年　龄	男　　性		女　　性	
（岁）	收缩压	舒张压	收缩压	舒张压
11～15	15.2(114)	9.6(72)	14.5(109)	9.3(70)
16～20	15.3(115)	9.7(73)	14.7(110)	9.3(70)
21～25	15.3(115)	9.7(73)	14.7(110)	9.4(71)
26～30	15.3(115)	10.0(75)	14.9(112)	9.7(73)
31～35	15.6(117)	10.1(76)	15.2(114)	9.9(74)
36～40	16.0(120)	10.7(80)	15.5(116)	10.3(77)
41～45	16.5(124)	10.8(81)	16.3(122)	10.4(78)
46～50	17.1(128)	10.9(82)	17.1(128)	10.5(79)
51～55	17.9(134)	11.2(84)	17.9(134)	10.7(80)
56～60	18.3(137)	11.2(84)	18.5(139)	10.9(82)
61～65	19.7(148)	11.5(86)	19.3(145)	11.1(83)

22. 什么是脉压？什么是平均动脉压？

动脉血压在心动周期中随着心室的收缩和舒张而发生周期性的变化。心室收缩期间,动脉血压上升所达到的最高值称为收缩压;心室舒张期间,动脉血压降低所达到的最低值称为舒张压,以收缩压/舒张压千帕(毫米汞柱)的记载方式表示。收缩压与舒张压的差值称为脉压。每一心动周期中的动脉血压平均值称为平均动脉压。因舒张期时程长于收缩期,故平均动脉压不是收缩压与舒张压的平均数,而是更靠近于舒张压,一般大约等于舒张压加1/3脉压。

23. 何谓临界性高血压？

世界卫生组织规定,随测血压＞21.3/12.7千帕(160/95毫米汞柱)为高血压;随测血压＜18.7/12.0千帕(140/90毫米汞柱)为正常血压;随测血压处在上下两界限之间,为临界性高血压。即临界性高血压是指血压超过正常范围,但又未明显地达到高血压范围。如果某人在 1 年内 3 次偶尔测坐位血压值有 2 次为高血压而 1 次为正常血压,就可称为临界性高血压。

临界性高血压是一种常见的情况。格拉克(Glock)曾发现,接受 3 周以上检测的人群中,23%有临界性高血压。通常认为,在所有 20 岁以上的人群中,临界性收缩期高血压占 10%或更多。临界性舒张期高血压比收缩期高血压少见。临界性高血压的发生似乎随年龄增长而增加,但在 50 岁以下的妇女比同龄男性少见。

临界性高血压在临床上有其重要性,因为它常见而且是高血压的重要预报因子。大量研究表明,有临界性高血压者,以后成为确定性高血压的人数至少是正常血压者以后成为确定性高血压人数的 2 倍。大量研究表明,临界性高血压者的病死率大大超过所报道的正常血压者的病死率。在所有年龄组中,临界性高血压者的死亡危险性是正常血压者的 2 倍或 2 倍以上。临界性高血压者心血管疾病的发病率是正常血压者的 1.5～4 倍。然而,大多数临界性高血压者将不形成确定性高血压。因此,一般不主张对临界性高血压作药物治疗,而应着重于适当降低体重,盐的摄入量宜减少到约每日 4 克,有规律地参加体育锻炼,并定期请医生检查血压。

24. 什么是收缩期高血压?

一般认为,这种高血压表现为收缩压高于正常,但舒张压正常或低于正常,因而脉压增大。收缩期高血压常见于老年人,但同样亦见于年轻人。当病人患主动脉硬化、甲状腺功能亢进、主动脉瓣关闭不全(以上主要由于心搏量增加,后者尚有主动脉血液返流)、体循环动静脉瘘、动脉导管未闭、主动脉肺动脉间隔缺损(以上主要由于心搏量增加,且有左至右分流)、原因不明的高动力循环状态等,也属于常伴收缩期高血压范畴之内。收缩期高血压在发生心血管并发症及充血性心力衰竭中有其特殊的不利作用。抗高血压治疗措施能降低这类病人的血压。对于动脉粥样硬化的老年病人应注意其舒张压不能降得过低,否则易引起重要器官血液灌注量的不足。

25. 何谓波动性高血压?

每个人的血压随时随地在变,在 24 小时监测下,即使血压正常者的收缩压和舒张压也有 6.6 千帕(50 毫米汞柱)以上的变化。病人血压波动于正常血压、临界高血压以及高血压值之间是常见的。由于这种波动,常常假设由正常血压通过"波动性"高血压发展成"固定性"高血压。血压波动程度(波动性)不限于临界性高血压。血压愈高,变异性愈大。成年人"基础"血压或静息血压较随机血压与心血管患病率相关显著;测量儿童血压时,周围环境的影响可能具有重要意义。

另外,在身体的不同部位或身体处于不同体位时,因地心引力关系而血压互异。通过对机体功能及外来刺激的反应,血压在昼夜之间变异甚大。因血压的这种变异性,故难以凭一次随测的间接血压读数来确定个体的血压水平。即便如此,在舒适、休息、安静的环境和恰当的操作技术等条件下,病人就诊测得的血压值也会有波动性,因此重复检测血压是非常必要的。

26. 何谓门诊高血压?

这是指病人平时并无高血压,而每到门诊测血压就高。可用 24 小时监测血压,并参考心电图及其它诊疗情况进行综合分析,以正确判断病人是否患有高血压。通常,测量血压时引起紧张和焦虑仍是一个经常遇到的问题。取非同一次测定的多个随测血压值读数则可减少这种防御反射和警觉反应。在门诊每隔 10 分钟对病人测 1 次卧位血压,共 4 次。一般第一次读数为最高,但以后 3 次读数间差别甚微。而每隔 5 分钟测坐位血压 1 次,共 6 次,可发现前 3 次与后 3 次的平均值差很小。这种所得到的"门诊室基础血压"对减少防御反射或警觉反应来说有极大价值。

作者认为,某些病人仅在门诊室医生诊病时血压显著升高,不能把这种情况错误地说成是顽固性高血压。这类病人如果根据门诊测得的血压值而增加药物剂量,将会产生不能耐受的副反应或甚至低血压。故不主张用增加药物剂量去降低这种仅在门诊检查时升高的血压。

27. 何谓医源性高血压?

医源性高血压是指由于医生心理治疗不当、用药有误或药物剂量不足等引起的血压增高,常表现为收缩期高血压。无论在病房、门诊或在随访时,由于医生对病人心理因素情况不了解,医生语言不当而使病人忧心忡忡或情绪激动,并使其血压增高,这种例子屡见不鲜。

医生配伍用药不合理也可引起高血压。例如:三环类抗忧郁药、冬眠灵、可卡因可对抗胍乙啶、可乐宁、甲基多巴的降压作用。口服避孕药、女性激素可产生或加剧高血压。非类固醇类药物,如消炎痛、保泰松等可抑制前列腺素 E_2 对抗其扩张肾血管作用而使血压升高。β-受体阻滞剂可加重可乐宁的"停药反跳"作用,导致血压升高。

在用升压药期间(如多巴胺),一定注意及时监测血压。若血压恢复正常,应及时减量并逐渐停药。否则,若对已恢复正常血压的病人继续使用升压药,容易引起药物性高血压。由于降压药用量不足,如有的医生不考虑病人年龄、性别、体重、病程等,一律常规剂量用药,结果会使一些病人血压不能降至目标水平。

28. 什么是儿童及青年性高血压？

高血压是我国人民最常见的心血管病,不但多见于中老年人,也可见于少年儿童中。1979年广东省心血管病研究所对3826名4～14岁农村儿童进行血压普查,按我国沿用的标准,高血压的患病率为0.86%。

在美国,3%以下的儿童有高血压,这是一个重要的方针性问题。1987年第二特别工作组在小儿血压控制的报告中提出一个全面的检出、评价和治疗儿童高血压的方法。此研究提供了来自70 000多白人、黑人和墨西哥一美国儿童的血压资料。表6介绍推荐的小儿高血压水平分类法,明确有高血压是指血压持续等于或大于本年龄血压的第95百分位数者,严重高血压是指血压持续等于或大于本年龄血压的第99百分位数者。

根据一次简单的血压测量不能确诊为高血压。如同成人一样,儿童需要反复测血压才能确定其血压升高是稳定的或不稳定的。应注意使用精确的仪器和技术,使用宽的袖带,舒适地包绕上臂而不能盖住肘前窝。对婴儿用听诊法精确测得的血压是不可靠的,可用Doppler技术的电子血压计。尽可能测得病人在不紧张的环境下安静坐位时的血压。

儿童年龄越小而血压越高者,发生继发性高血压的可能性越大。细心地采集病史和查体是最重要的。对年轻病人进行实验室检查,一般与成人相同。

儿童高血压的根本原因、严重性或合并症将决定需要治疗的程度和方法。降压疗法不可发生使病儿不能坚持治疗或损害正常生长和发育的副作用。非药物性治疗可推荐作为开始时的治疗方法,并根据每个病儿的需要制定相应的治疗计划。降压药物治疗一般应用于血压高于第99百分位数病人或非药物性治疗效果不佳而血压又明显升高的病人。

小儿和青少年高血压的分类见表6

表6 小儿和青少年高血压的分类*

年 龄 组	≥第95百分位数	≥第99百分位数
新生儿,天		
7(SBP)	≥11.5(86)	≥14.1(106)
8~30(SBP)	≥13.9(104)	≥14.7(110)
婴儿(≤2岁)		
SBP	≥14.9(112)	≥15.7(118)
DBP	≥9.9(74)	≥10.9(82)
儿童,岁		
3~5(SBP)	≥15.5(116)	≥16.5(124)
(DBP)	≥10.1(76)	≥11.2(84)
6~9(SBP)	≥16.3(122)	≥17.3(130)
(DBP)	≥10.4(78)	≥11.5(86)
10~12(SBP)	≥16.8(126)	≥17.9(134)
(DBP)	≥10.9(82)	≥12.0(90)
13~15(SBP)	≥18.1(136)	≥19.2(144)
(DBP)	≥11.5(86)	≥12.3(92)
青少年(16~18岁)		
SBP	≥18.9(142)	≥20.0(150)
DBP	≥12.3(92)	≥13.1(98)

注* SBP代表收缩压,DBP代表舒张压。分类是根据1987年第二特别工作组对儿童高血压控制的报告。括号外为千帕值,括号内为毫米汞柱值

用于成人患者的药物,一般对未满18岁的患者也有效。没有理由去限制无合并症而仅有血压升高的人参加体育活动。

29. 什么是老年性高血压?

因为老年人高血压这种提法不具体,且不同研究工作者所下的定义也各不相同,所以作者将那些年逾55岁以上的高血压(特征为纯收缩期性或不相称收缩期性高血压,脉压差总是大于10.7千帕(80毫米汞柱),有肯定的临床放射学征象)

患者,称为老年性高血压。这就排除了与甲状腺功能亢进症有关的纯收缩期性高血压、高循环动力性(所谓临界性)高血压、动静脉瘘、贫血、主动脉瓣返流和其它见于年轻人的高血压。作者认为,称其为动脉粥样硬化-动脉硬化性高血压更为妥当。

老年人高血压具有肯定的临床与放射学的特征如下:

(1)年逾55岁。

(2)脉压几乎全都超过10.7千帕(80毫米汞柱)。

(3)存在临床上可证实的动脉粥样硬化或动脉硬化性病损,如:①眼底动静脉交叉压迹,动脉光带增宽并呈红棕色("铜丝样"),最后完全闭塞("银丝样");反光增强和动脉扭曲;出现银丝样动脉或急性栓塞,通常是单侧性的,且常伴苍白性渗出及出血。②动脉变硬且扭曲,臂外展半曲位时于肘窝处看得最清楚。③主动脉弓及腹主动脉钙化,尤其是腹主动脉,在腹部侧位X线摄片中时常最先和最清楚地被见到。④主动脉弓延长(伴或不伴有扩张)。⑤主动脉区和(或)大动脉(颈动脉、腹主动脉和股动脉)上存在收缩期杂音。⑥老年环。

对这些病人的检查,除了详细地询问病史和体检(尤其是心血管系统)外,还应包括血浆生化检查和尿液分析。胸部X线检查及腹部侧位平片对于确定动脉粥样硬化性病损及其钙化的范围与严重性是极有用的。这种钙化在主动脉与大血管顺应性降低中是一个主要的因素。心脏和腹部的超声波检查是探查主动脉延伸和(或)主动脉瘤的有用工具。

如舒张压持续高于14.0～14.7千帕(105～110毫米汞柱)或有高血压危象史,则应作静脉肾盂造影快速连续X线摄片、放射性同位素肾图和闪烁肾图检查,以确定是否存在肾血管并发症。

应特别注意情感和精神因素,因为这些病人处在这样的年龄,较常发生亲友死亡,有许多焦虑,经济上不安全感,无所作为感和孤独感等。询查这些因素对恰当处理这些病人是重要的。

处理原则:

(1)这类高血压很少是急进性或恶性的。在老年人中,除了肾血管源性(几乎都由于肾动脉主干的粥样硬化性阻塞引起)外,很少是其它继发性高血压。如肾动脉造影阳性而肾功能尚可,则常选用肾切除术,因主动脉的弥漫性粥样硬化改变通常不适于作静脉或尼龙管的分流术。

(2)即使收缩压持续在 26.7~40.0 千帕(200~300 毫米汞柱)并伴有左心室肥厚的心电图改变,只要舒张压仍低于 12.0 千帕(90 毫米汞柱),则 15~30 年的存活率还是很高的。当高血压仅是收缩期性的,或用抗高血压药物后可维持舒张压在 12.0 千帕(90 毫米汞柱)以下时,病人维持正常的肾功能可长达 25 年。

(3)观察结果提示,在高血压中继发于肾动脉硬化的肾功能衰竭是舒张压长期升高的结果;而收缩压升高更常与脑血管意外、冠脉血栓形成和充血性心力衰竭有关。

(4)应测量这些病人卧位和直立位血压。直立位收缩压是抗高血压治疗有效性的最佳指标。如直立位收缩压正常,即使卧位收缩压可能超过 26.7 千帕(200 毫米汞柱),也不应再加大抗高血压药物剂量。严重或十分不相称的收缩期性高血压,即使舒张压降至 12.0 千帕(90 毫米汞柱)以下,收缩压常仍显著升高。在这样的病例中,增加抗高血压药物的剂量或采用干扰体位反射或交感神经活性的药物是危险的,因它们可引起直立性收缩压的骤降和急性脑或冠状动脉血栓形成的可能。

(5)在处理老年性高血压中,长期使用许多抗高血压药物的经验表明:①非常适宜使用肼苯哒嗪,且其副作用少(心悸、血管搏动性头疼和消化不良见于约35%的高血压年轻病人)。②能很好耐受β-阻滞剂,但同样有引起心动过缓和充血性心力衰竭的危险。③α-甲基多巴不超过1 000毫克/日剂量和胍乙啶不大于25~37.5毫克/日也是有效的,且无产生突发直立性低血压的危险。④虽然噻嗪类药物有增加红细胞压积从而增加血粘滞度、血浆尿酸、血糖及胆固醇水平的倾向,但仍可使用。⑤利血平、三氨蝶呤和螺旋内酯的效果最差。一般说来,速尿不适用,因其有太强的容量削减作用,可带来直立性低血压的危险。

有逐渐增多的证据表明,以血流速度、涡流性和血流加于管壁的切变应力形式表现的各种力可能参与动脉粥样硬化的致病机制,从而参与一过性缺血发作、栓塞及卒中的发生。史配斯(Spence)曾提出,抗高血压药物能改变在动脉粥样斑块处的血流速率及湍流性的证据。有人发现,心得安和可乐定可降低血流速率,而甲基多巴和肼苯哒嗪(尤其是后者)则增加血流速率。而α-甲基多巴和肼苯哒嗪(尤其是后者)则增加血流速率。如同对其他高血压病人一样,治疗应包括对肥胖病人控制体重和避免盐及咸食。推荐第一阶梯的药物治疗是肼苯哒嗪(25毫克/次,3~4次/日到50毫克/次,3~4次/日)和β-阻滞剂并用。作为第二阶梯,如有必要可加用双氢克尿塞(25毫克~50毫克/次)或α-甲基多巴(125毫克~250毫克/次,3~4次/日)。如血压仍未能有效控制,则应注意有否肾血管性病变成分参与。

总之,老年人动脉粥样硬化-动脉硬化性高血压的处理目的是:①维持血压低于 21.3～23.4/12.0 千帕(160～175/90 毫米汞柱)。②延长寿命并保持病人社会劳动能力和身心佳良,提高病人生活质量。

处理办法:①给予抗高血压药物(肼苯哒嗪、β-阻滞剂、α-甲基多巴、双氢克尿塞)。②以水果、蔬菜、稻谷类、不加调料的面条、鱼和家禽构成的饮食,纠正高脂血症。③帮助病人适应如孤独、不安全感、死亡的焦虑等老龄问题。

此外,55 岁以后发生舒张期高血压或老年高血压的病人对以前的治疗无效时,应怀疑有其它原因,通常疑有肾血管疾病。

总之,因为老年人可能有心血管反射的损伤而对低血压较为敏感,所以老年人对血容量过分减少和交感神经抑制比年轻人更为敏感。因此,降压药治疗初始剂量应比平常为小,增加的剂量也应少于年轻病人,其间隔时间也应长些。应小心地使用能引起体位性低血压或有此种倾向的药物(如单硫酸或硫酸胍乙啶、硫酸胍那决尔、α₁-阻滞剂、拉贝洛尔)。

没有肯定的资料可以说明,应用降压药物治疗单纯性收缩期高血压,对降低具有高危险性的心血管疾病的效果。美国心肺血管研究所和美国老年研究所倡导的一项老年人收缩期高血压计划的双盲、安慰剂对照试验正在进行中。当这一试验结果明确时,临床医生将用来指导其临床评价。非药物性治疗似乎应作为大多数单纯性收缩期高血压的老年人治疗的手段。

30. 什么是高原性高血压?

高原性高血压是指高原性心血管病中的高血压。主要与高原气压及氧分压低、组织缺氧有关。临床征象包括一般心脑血管疾病的症状和体征,如心悸、气短、心脏扩大、心律失常及心功能不全等,同时伴有血压升高,有时发生高血压危象。治疗上除按常规给予强心、利尿、扩血管药及控制感染外,还应作降压治疗。此外,对高原性高血压病的病因治疗是十分重要的。

31. 如何理解潜在性高血压?

潜在性高血压是指机体内存在潜在性应激反应异常及调节障碍。这种人通常不呈现任何症状,但在一定外因刺激下,则表现出血压增高。

众所周知,维持机体内环境的稳定,是维持生命生存的重要条件。正常情况下,当机体受到外因刺激而引起调节偏离时,可以通过神经-体液的调节而逐渐恢复。从调节控制理论看,高血压的发展过程,是机体在应激条件下产生的血压调节偏离得不到恢复,并且继续扩大,最后调节量从一个稳态转变到另一个稳态的变化过程。由此推论,潜在性高血压者,既然是容易发生高血压的健康人,也就很可能是对应激容易产生调节偏离的敏感者。在选拔航天员时,如何排除潜在性高血压者,把健康者选入航天员受训行列是具有实际意义的,它可以减少淘汰率。国内用应激负荷试验,即用精神紧张作为应激因素,提示机体内存在的调节障碍,通过多项指标综合评定,可以排除潜在性高血压。

潜在性疾病的研究,不但与提高航天员或飞行员的选拔质量有直接关系,而且对预防医学也有重要意义。如果能早期发现潜在性高血压,用一般保健措施(气功、疗养)即能给予调整,减少服药治疗的需要,这不仅有利于强身,还可以减轻国家的医疗投资。

32. 何谓顽固性高血压? 其原因是什么?

用个体化阶梯治疗方法,通常可以控制大多数高血压病人的血压。然而少数病人尽管接受全剂量的药物联合治疗,其收缩压特别是舒张压仍持续升高。有的学者认为当3或4种降压药合理的联用仍未能将血压控制在 19.9/13.3 千帕（150/100 毫米汞柱）以下时,应考虑到病人、医生、门诊高血压、假性高血压等原因。排除以上 4 种原因之后方可认为病人患有顽固性高血压。

发生顽固性高血压的原因比较复杂,有的病人是单因素的,例如用利尿剂降压常常是血压控制较差的一个原因。有的病人是多因素的。

顽固性高血压的原因:

(1)药物治疗未能坚持。

(2)与药物有关的:①剂量太小。②不适当的联合使用药物(如两种中枢作用的肾上腺素能抑制剂)。③快速灭活药物(如肼苯哒嗪)。

(3)其它药物的作用:①拟交感神经药。②抗抑郁药。③肾上腺类固醇。④非类固醇抗炎药。⑤减轻鼻粘膜充血药。⑥口服避孕药。

(4)伴随情况:①体重增加。②过度饮酒,每日超过 30 毫升。③肾功能不全。④肾血管性高血压。⑤恶性或急进性高血压。⑥高血压的其它原因。

(5)容量超负荷:①不适当的利尿剂治疗。②摄入钠盐过多。③来自水潴留。④进行性肾损伤。

33. 顽固性高血压应如何处理?

目前认为,在使用一般降压药物控制血压仍未达到目标时,只要舒张压轻度降低至 12.0～13.3 千帕(90～100 毫米汞柱),无论医生或病人均能接受。原则上采取以下 4 个步骤:①说明病人能够耐受某些副作用而达到降低血压的目标,并可减少发病率和死亡的危险性。②增加原药物剂量,但发生副作用的可能性增加。③对顽固性高血压病人,为了诊断目的和选择其它降压药物,有时可测定血浆肾素活性。④考虑进一步对病人高血压诊断的评价,包括继发性类型高血压的重新评价。

对于顽固性高血压的药物治疗,可在使用噻嗪类药物基础上加用速尿 80 毫克～120 毫克/日,心得安可用到 1 克～2 克/日,甲基多巴 3 克/日,肼苯哒嗪 400 毫克/日,胍乙啶不超过 60 毫克/日,利血平不超过 0.25 毫克/日。并可加用第四阶梯药,如胍乙啶、溴苄胺、可乐定、酚苄明。可乐定无立位低血压或抑制性功能的副作用,但若病人已用了甲基多巴、利血平等,则不宜再加可乐宁,以免副作用相加。最顽固者可使用长压啶,但需合用 β-受体阻滞剂与利尿剂(速尿可用到 1 克/日)。巯甲丙脯酸的副作用比长压啶小,与 β-受体阻滞剂和利尿剂合用时疗效也很好,但有 1%～2%患者可发生蛋白尿,0.3%可发生中性粒细胞减少。巯甲丙脯酸还可与长压啶合用。

终末期肾衰透析未能控制血压者,可行肾切除术后肾移植,或合用长压啶与巯甲丙脯酸,有时效果也很好。

34. 充血性心力衰竭病人患高血压应如何处理?

充血性心力衰竭又称泵衰竭,通常是指心肌收缩功能明显减退,使心排血量降低,伴有左心室舒张末压增高,临床上引起肺淤血和周围循环灌注不足的表现,以及两者不同程度的合并存在。泵衰竭常见于急性心肌梗死,特别是患急性广泛性前、侧壁心肌梗死时,更易发生泵衰竭。在泵衰竭早期常伴血压升高,而血压升高、外周阻力增加会加重泵衰竭。因此,泵衰竭的病人若发现血压升高,特别是肺部出现湿啰音——急性肺水肿,应马上采取积极措施,尽快使血压降下来,即所谓打开后负荷,维持血液正常循环,保障组织器官灌注。临床上首先选用硝普钠,剂量自 8 微克～16 微克/分静脉滴注开始,每数分钟增加 5 微克～10 微克/分,直至取得满意效果,然后维持数小时或数日。重要的是要维持动脉舒张压在8.0千帕（60毫米汞柱）以上。一般认为，收缩压维持在13.3～14.7千帕（100～110毫米汞柱）比较合适。如果病人症状不缓解，也就是血压下降仍不能达到目标，可加用硝酸甘油静脉滴注。有时为避免血压过低，硝普钠（70微克/分）与多巴胺（每公斤体重6微克/分）或多巴酚丁胺联合应用。在用硝普钠的同时，不主张大量使用利尿剂，提倡慎用洋地黄制剂。

有人主张，对伴有充血性心力衰竭的病人控制高血压可改善心肌功能，预防充血性心衰和降低病死率。事实证明，充血性心衰病人（纽约心脏协会分为四级）应用巯甲丙脯酸并与洋地黄、利尿剂联合用药，可降低进行性充血性心力衰竭的病死率。一项临床试验也表明，联合应用肼苯哒嗪与硝基异山梨醇，可明显地降低不太严重（Ⅱ和Ⅲ级）的心力衰竭的病死率。

35. 妊娠妇女患高血压应怎样处理?

临床上，妊娠高血压综合征是比较常见的。通常在妊娠晚期出现高血压，且逐渐增高，伴有水肿和蛋白尿。由于产前医护工作的进步，已使妊娠高血压严重并发症的发生显著减少，但妊娠高血压本身仍是母、胎致病与致死的主要原因，而且在处理上比较困难。

（1）妊娠高血压的分类：妊娠期高血压性并发症分类大致是：

①先兆子痫-子痫。先兆子痫是一种在妊娠期特有的高血压性疾患，常在妊娠第20周后，大多在接近分娩时显现。其特征是蛋白尿、水肿，有时还有凝血异常。当此病发展到出现抽搐时就被称为子痫。妊娠后期高血压的定义是舒张压≥12.0千帕（90毫米汞柱）持续4～6小时或收缩压和舒张压分别比原先增高4.0千帕和2.0千帕（30毫米汞柱和15毫米汞柱），尤其当这种增高迅速发生时。似乎是较轻症（例如青年孕

妇血压 18.7/12.0 千帕即 140/90 毫米汞柱,少量蛋白尿)的患者也能突发抽搐,故轻与重症的名称可误人。

②各种原因引起的慢性高血压。归于此类的孕妇大多系患原发性高血压(E-HT),但有些则继发于肾动脉狭窄、主动脉缩窄、柯兴综合征、原发性醛固酮增多症(原醛)、分泌肾素的肿瘤和嗜铬细胞瘤。患原发性高血压或继发性高血压(S-HT)的孕妇比起正常孕妇来可能较容易伴发先兆子痫;但嗜铬细胞瘤、累及肾脏的硬皮病和动脉周围炎除外。

③同时发生先兆子痫的慢性高血压。有人将在妊娠后期收缩压和舒张压突然分别增加 4.0 千帕和 2.0 千帕(30 毫米汞柱和 15 毫米汞柱)的慢性高血压者归于此类;而另一些学者则还要求同时伴有蛋白尿(至少＋＋＋)。此类病人大多是经产妇,在妊娠后期开始时就有表现,如不终止妊娠,就会呈现极高的血压、重度蛋白尿、凝血异常、尿量减少和肾功能降低,胎儿常死亡。而且,如再次受孕时常可能再发此急性综合征。

④迟发性、短暂性或"妊娠性"高血压。这类包括了许多其他一些难于分类的病人。例如,有些妇女仅在妊娠后期或产褥初期出现高血压,但产后第十日左右就恢复正常。有证据表明,短暂性高血压发生在那些以后肯定要产生原发性高血压的孕妇中。

(2)先兆子痫的处理:关于妊娠高血压的处理可能是最有争议的。涉及比较多的有以下一些问题,下面分述对这些问题的处理意见:

①先兆子痫应收住院。如妊娠已逾 36 周,并与胎儿成熟度指数相符合时,应选择引产;反之,如发生在妊娠较早期,则应施姑息治疗。如住院 24～28 小时后,舒张压持续在 14.7 千

帕(110 毫米汞柱)以上,则无论处于妊娠何阶段都应引产。如实验室检查提示弥散性血管内凝血(DIC);肌酐、尿素和尿酸盐水平正在升高;或发生诸如头痛、上腹痛、震颤和反射亢进(4＋或阵挛)等临近惊厥的征象,大部分产科医生倾向于终止妊娠。逐渐增加的蛋白尿可能是胎儿危急的一种征象。在先兆子痫的处理中,休息是极重要的。

②抗高血压药物。如母体血压仅轻度升高,在急症时舒张压≤14.0 千帕(105 毫米汞柱);在慢性高血压孕妇的妊娠中期或后期,舒张压分别≤12.0 千帕(90 毫米汞柱)和≤12.7 千帕(95 毫米汞柱),就不使用抗高血压药物。决定是否降压治疗常依据血压升高程度及其对休息的反应而定。在足月妊娠而血压急性升高的病人,舒张压应被缓慢地降到 12.0～13.3 千帕(90～100 毫米汞柱)之间,这对孕妇及胎儿均有益。然而,重要的是对每一病例应作具体考虑。有些在妊娠早期血压低但上升迅速的妇女,应对她们较早治疗,血压应降至低于以上列举的水平。在孕妇中不应使用神经节阻滞剂和萝芙木衍生物,因前者可引起胎儿肠梗阻;而接受利血平治疗的孕妇其胎儿可能有鼻充血、嗜睡、呼吸道分泌物增加和体温过低的倾向。此外,已证实胍乙啶和有关的化合物会增加对孕妇处理的困难,且降压也不太有效,因而不被推荐使用。甲基多巴和肼苯哒嗪是妊娠期最常用的药物。一种作用与甲基多巴相似的降压药可乐定,在欧洲某些中心使用较普遍。此药可能对胎儿有毒性作用,但在妊娠晚期使用似乎是安全的。关于应用β-阻滞剂的初步报道是不肯定的。有些作者强调,这些药物可引起胎儿心动过缓和低血糖,还可引起胎儿生长发育缓慢及分娩时死亡。最后要指出的是,不应给孕妇服用转换酶抑制剂,因为业已发现在好几种动物中转换酶抑制剂能引起胎儿死

亡。在妊娠期发生严重高血压危象时,可注射肼苯哒嗪,如仍无效,则可用二甲嗪。但二甲嗪可使子宫缺乏张力,在使用时的血压骤降可危及胎儿,在新生儿可发生严重高血糖症。近来硝普钠已用于孕妇,但此药可通过胎盘而危及胎儿。

③利尿剂。曾在妊娠期用利尿剂以预防或治疗先兆子痫、减轻体重的过度增加或无症状的水肿及治疗有症状的心脏病。有人认为,在妊娠期利尿酸钠治疗弊多利少。然而,某些研究者仍主张在治疗妊娠期高血压中,利尿治疗是重要的;在治疗妊娠晚期严重高血压尤其是急症时,使用"袢利尿剂"(如速尿)是重要的。利尿剂治疗可引起母体并发症,包括胰腺炎、血容量减少、碱中毒、糖类耐量降低、严重低血钾和死亡;在新生儿中可引起心律失常、出血性素质、血钠过低和胎儿宫内生长迟缓,故并非无危险的。

④扩充容量。据观察,先兆子痫妇女可有低中心静脉压,并偶尔表现为产后血管萎陷;分娩前又有血液稀释,由此推测,有人采用补充血容量来治疗先兆子痫。近来流行的成功方法包括以 60 毫升～120 毫升/小时的速率输入乳酸林格液(除硫酸镁和肼苯哒嗪治疗外)。但一般认为,在能得到大量的、经仔细收集的资料以供分析前,尚不宜在先兆子痫中采用扩充血容量的治疗方法。

⑤抗凝和其它治疗。现认为,在症状明显的高血压病人和有时可并发脑出血或有肝脏被膜下血肿的患者,使用抗凝剂似乎是十分危险的。

⑥硫酸镁与子痫。在美国,选用硫酸镁治疗即将发生惊厥的或症状明显的子痫。有的医院使用静脉注射方式:10％硫酸镁溶液 40 毫升～60 毫升(硫酸镁 4 克～6 克)在 10～20 分钟内静脉注入,之后将 24 克硫酸镁加入 1 000 毫升 5％葡萄糖

溶液内,以每小时 1 克的速率持续静脉滴注。如反射消失、呼吸率低于 14 次/分或尿量少于 100 毫升/4 小时时,应中止治疗。应持续对病人观察,定时测量血压,床边应备有静脉注射葡萄糖酸钙作为镁中毒的解毒药。

总之,妊娠期高血压可表现为先兆子痫综合征(妊娠引起高血压)或慢性(原发性)高血压。无论上述哪种情况,治疗高血压均有利于降低母、胎的死亡率。高血压妇女怀孕后,应继续接受妊娠前的降压治疗。有先兆子痫的妇女,经卧床休息和适当调整饮食可取得满意的降压效果。如效果不好,应开始药物治疗。甲基多巴和肼苯哒嗪已广泛地用于妊娠妇女。近期研究表明,β-肾上腺素能阻滞剂在控制血压和提高胎儿生存率方面也有效。已证明巯甲丙脯酸可提高妊娠动物胎儿的死亡率。因此,应避免在妊娠期使用。钙通道阻滞剂已被证明对控制妊娠后期高血压有效,但此种药物可减弱分娩时子宫的收缩力。

36. 需要手术治疗的病人患高血压应怎么办?

无论外科医生还是病人及其家属,对于需手术治疗而又伴有血压升高的病人,均觉得不大好处理。这时,应视病人个人情况作具体分析。通常用药物控制血压的外科病人,用降压药须一直持续到手术前,手术后应尽早恢复用药。如不能口服药物,可采用消化道以外的给药途径,用利尿剂、肾上腺素能抑制剂、血管扩张剂、舌下含硝苯吡啶或经皮肤用可乐定,以防止发生因突然停用某些肾上腺素能抑制剂而引起的高血压反跳现象。术前适当补钾对纠正低钾血症有好处。术前短期静脉补钾不足以纠正长期持续的低钾血症。应向麻醉师告知手术病人的病情。用药物控制血压较好的高血压病人对麻醉的耐受性通常要优于血压控制不好的病人。

37. 患有脑血管疾病的病人伴高血压应怎样治疗?

近年来,随着心血管病发病率的增加,脑血管疾病的发生率亦日趋增加,同时伴有血压增高。高血压是血栓性和出血性中风的主要危险因素。中风的危险性与血压升高的水平有关,而与收缩压升高的关系更为密切。有吸烟、饮酒和其它不良嗜好的患有冠心病、充血性心衰或糖尿病的高血压病人,其危险性则进一步增加。

1972~1989 年,患脑血管疾病的年龄校正病死率已下降约 50%。大规模的临床研究证明,如使升高的血压下降,可使致命性和非致命性中风发病率相应降低 30%~50%。脑血管疾病的存在并不是高血压治疗的禁忌证,除非在早期有急性缺血性脑梗塞或短暂性脑缺血发作。这些病例可暂时不给降压药物治疗,以避免脑血流灌注急剧降低,除非舒张压很高,即>14.0 千帕(105 毫米汞柱)。因此,治疗的目标是使血压逐渐达到正常并且避免出现体位性低血压。已发生急性中风的病人可有血压升高。患有出血性中风的病人血压明显升高时,应按高血压急症处理。

38. 冠心病病人伴高血压应如何处理?

药物降压治疗高血压患者并发冠心病的作用是一个重要问题。临床试验结果提示,降压治疗还不能明显降低致命性或非致命性心肌梗死的发病率或冠心病相关的病死率。已提出几种解释来说明这些结果,但是仍未肯定。看来,有关治疗的一些建议也应适当考虑。要细心地注意控制其它心血管危险因素,特别是吸烟、高脂血症和糖尿病。为了降低对心血管危险性,轻度高血压病人戒烟与控制血压相比的益处是同样的或是更大些。此外,对轻度高血压的某些研究提出,吸烟可抵消 β-阻滞剂治疗对减少冠心病并发症的各种好处。另外,应增加控制高脂血症的措施,包括饮食(以及必要的药物)。鉴于某些降压药物对血清脂质和脂蛋白有不良作用,因此保健人员应定期监测血脂浓度。如果观察到有不良的改变,应改变治疗或采取适当措施来对抗这些副作用。由于低钾血症和低镁血症可引起心律失常的发生,特别是对冠心病患者可能出现这种不良影响,因此,所应用的治疗方法应包括补钾或改变降压药物的治疗以预防或纠正利尿剂引起的低钾血症。同时存在镁的消耗,可能造成纠正缺钾的困难,除非也同时纠正镁的缺乏。冠心病不是高血压治疗的禁忌证。正如同对患有脑血管疾病的病人一样,升高的血压应逐渐地降低,以免发生低血压。由于β-阻滞剂或钙通道拮抗剂可减少心绞痛发作,因而特别适用于冠心病患者。此外,已患有心肌梗死的病人和有较大危险再次发病者,应用β-阻滞剂可预防或推迟再次发生心肌梗死和降低猝死的危险性。缺血性心脏病病人的血压升高,经过小心地降压不会增加心绞痛或心肌梗死的发生率。的确,许多心绞痛病人通过降低血压和减少心肌耗氧量可使症状减轻。

39. 糖尿病病人伴高血压应怎么办?

同时患有高血压和糖尿病的病人很容易发生心血管并发症。此种病人控制血压、降低血脂和戒烟是特别重要的。应使血压控制在理想或正常水平,血压范围在 16.0～17.3/10.6～11.3 千帕(120～130/80～85 毫米汞柱),可明显降低心血管病变的危险性。大多数降压治疗有效,并且对糖尿病病人是有用的。许多药物对糖尿病病人有副作用,但是用于糖尿病人群并非特别禁忌。一些药物可能影响糖尿病的控制。人们熟知,利尿剂引起的低钾血症可减少胰岛素的释放。血钾浓度维持在正常水平通常可预防此种副作用。用β-肾上腺素能阻滞剂也可使血糖控制恶化。用β-肾上腺素能阻滞剂的另一个问题是妨碍儿茶酚胺对胰岛素引起的低血糖的对抗性调节反应。应用β-阻滞剂的糖尿病患者出现低血糖时,也可发生严重的高血压。阻滞β₂-(血管舒张)受体而使α-(血管收缩)受体受不到对抗作用,收缩压和舒张压会因此而升高。糖尿病的神经并发症常见,并可能影响降压药物的治疗。伴有体位性低血压的自主神经性疾病可发生于糖尿病患者,并且可以加重或促进体位性低血压。糖尿病病人的性功能障碍也较为常见,并且因降压药物治疗而加重。此种病人需改变治疗方法,以便使病人能遵循药物治疗方案。糖尿病性肾病病人可有因低肾素性醛固酮减少症所引起的高钾血症。保钾利尿剂、巯甲丙脯酸和β-阻滞剂可加重此种高钾血症,因而应经常测定血钾水平。另一方面,对有肾脏疾病的糖尿病高血压病人,巯甲丙脯酸等长效血管紧张素转换酶抑制剂有值得期望的治疗作用。

40. 如果患阻塞性肺疾病或支气管哮喘的病人伴高血压,在治疗上应注意哪些问题?

某些哮喘或慢性阻塞性肺疾病(COPD)的病人,用β-阻滞剂可引起难以预料的严重支气管痉挛。因此,这些病人如有可能应避免使用β-阻滞剂;如果没有适合的选择,一些轻度慢性阻塞性肺疾病和哮喘的病人可小心地使用β₁-选择性药物和兼有α、β-阻滞剂的拉贝洛尔、阿尔马尔、倪贝乌勒(Nebivdol)等。

拟交感神经药物对高血压病人是相对禁忌的,应谨慎使用。盐酸苯丙醇胺和麻黄碱可抑制单硫酸胍乙啶和利血平的降血压作用。长期全身性接受类固醇治疗的病人,需要经常监测血压来确定血压是否升高。用于治疗慢性阻塞性肺疾病和支气管哮喘的某些药物(如甲基黄嘌呤、局部类固醇制剂和抗胆碱能喷雾剂)对血压无明显的影响。患支气管哮喘的病人应禁忌用阿司匹林,因阿司匹林可加重哮喘发作。

41. 痛风病人伴高血压应注意什么？

一般认为，痛风性高血压继发于尿酸结晶沉着导致的肾脏损害，即所谓"痛风肾"。尿酸盐的溶解性降低使肾锥部出现对结晶的炎性反应，而后影响到血压的调节。与此相反，高血压病人的高尿酸血症一般起因于肾脏和代谢的异常。

全身代谢因素也可能促使高血压出现高尿酸血症。众所周知，在糖原累积病中，乳酸能抑制尿酸的排泄；在妊娠中毒症和原发性高血压中，动、静脉血液中的乳酸水平也是增高的，故认为高血压中尿酸增高的基础是某种遗传的代谢障碍。

对高血压中有症状的高尿酸血症（痛风）的处理原则同一般痛风症；而对无症状的高尿酸血症的治疗原则很难确定，特别是有时还会因治疗而导致高尿酸血症。最近发现，利尿剂可能通过血容量减少、影响肾血流量和血管紧张素等途径而诱发高尿酸血症，也就是噻嗪类利尿剂可促使敏感的病人发生痛风。如果用一种能降低血尿酸水平的药物（如羟吡唑嘧啶）或用促排酸尿的药物（如丙磺舒）控制痛风，上述情况似乎不会发生。痛风控制较差的病人，应避免用噻嗪类利尿剂。无痛风或尿酸盐结石者，利尿剂引起的高尿酸血症通常不需治疗。

42. 高脂血症病人伴高血压应怎么治疗？

美国心肺血研究所公布一项专家小组的近期报告，其中谈到成人高胆固醇血症和高脂血症新的定义和处理原则。表7摘录根据总胆固醇和低密度脂蛋白胆固醇（LDL-C）水平所提出的分类方法和治疗措施。报告建议较早地治疗病人，并使用比当前大多数医生所采取的更为积极的方法治疗高脂蛋白血症。鉴于高脂蛋白血症是一个重要危险因素，高血压病人应定期检查血脂水平。噻嗪类和袢利尿剂可使一些病人的血浆总胆固醇、三酰甘油和低密度脂蛋白胆固醇水平暂时升高。一些研究提出此种高脂血症经长期治疗可减轻或消失,但是有些临床试验证明这种副作用持续存在,限制饮食可降低或消除这些影响。

推荐的胆固醇分类和治疗措施见表7。

表7 推荐的胆固醇分类和治疗措施

| 危险水平 | 胆固醇 毫摩尔/升 (毫克/分升) | | 措 施 |
	总 量	低密度脂蛋白	
适 合	<5.17 (<200)	<3.36 (<130)	5 年内再复查
临界的	5.17~ 6.18 (200~ 239)	3.36~ 3.59 (130~ 159)	无冠心病或 2 种其它危险因素: 提供膳食知识及每年复查 1 次 有冠心病或有 2 种或 2 种以上危险因素: 应积极治疗 开始改变饮食并保证药物治疗
高 的	≥6.21 (≥240)	≥4.14 (≥160)	应积极治疗 开始改变饮食并保证药物治疗

β-阻滞剂可使血浆三酰甘油升高而降低高密度脂蛋白胆固醇。尽管有此种作用,β-阻滞剂已被证明是唯一可以降低致命性和非致命性复发性心肌梗死发生率的药物。具有内源性拟交感神经活性的 β-阻滞剂或拉贝洛尔对血脂无不良影响,但是并没有证据说明这些药物在心肌梗死后具有心脏保护作用。

α_1-阻滞剂和中枢肾上腺素能拮抗剂可降低血清胆固醇浓度,特别是对低密度脂蛋白部分。因此,这些药物对治疗伴有高脂血症的高血压病有一定的好处。长效血管紧张素转换酶抑制剂和钙拮抗剂对血脂和脂蛋白水平无不良影响。

43. 周围血管疾病的病人伴高血压应注意些什么问题?

高血压是发生动脉硬化性闭塞的一个主要危险因素。然而,正如与动脉硬化有关的其它合并症一样,还不清楚降压治疗是否对疾病的临床过程产生有益的影响。一些患有周围血管功能不全和间歇性跛行的人,降低血压会使症状加重。

β-肾上腺素能拮抗剂,特别是非选择性者,可引起周围血管收缩,因而对一些动脉硬化性闭塞和雷诺病病人属禁忌。严重的雷诺病伴有胶原性血管疾病如硬皮病,用巯甲丙脯酸治疗,合用或不用钙拮抗剂,对雷诺病以及血压均会有益处。

44. 目前高血压分类观点是什么?

1988 年美国联合委员会提出新的高血压分类观点,以心血管并发症的危险性大小进行分类。他们认为收缩压和舒张压持续升高,并发心血管病的危险性就增大。表 8 是根据 18 岁和 18 岁以上的人收缩压和舒张压危险水平提出的一种分类方法。

表 8 18 岁或 18 岁以上成人血压分类*

血压范围:千帕(毫米汞柱)	类型**
舒张压	
<11.3(85)	正常血压
11.3~11.7(85~89)	正常高限血压
12.0~13.9(90~104)	轻度高血压
14.0~15.2(105~114)	中度高血压
≥15.3(115)	重度高血压
收缩压:当舒张压<12.0(90)时	
<18.7(140)	正常血压
18.7~21.2(140~159)	临界性单纯性收缩期高血压
≥21.3(160)	单纯性收缩期高血压

* 分类根据两个或两个以上的读数平均值。

** 当两者发生在同一人时,临界性单纯性收缩期高血压[收缩压 18.7~21.2 千帕(140~159 毫米汞柱)]或单纯性收缩期高血压[收缩压≥21.3 千帕(160 毫米汞柱)]的分类优先于正常高限血压[舒张压 11.3~11.7 千帕(85~89 毫米汞柱)];当两者发生在同一人时,正常高限血压[舒张压 11.3~11.7 千帕(85~89 毫米汞柱)]优先于正常血压[收缩压<18.7 千帕(140 毫米汞柱)]

45. 常用血压计有几种？如何选择？

常用血压计有三种：水银柱式血压计、气压表式血压计和电子血压计。水银柱式血压计的水银含量必须足量，而且刻度管内的水银凸面正好处在刻度"零"处，所用的标尺必须垂直。玻璃管上端不能堵塞，管内的脏物及氧化物应及时清除干净，水银柱上升速度不能太慢，否则所测得的血压值不准确而造成误差。气压表式血压计要经常和水银柱式血压计校对，通常至少半年校对一次，否则因其机械装置故障而影响读数的准确性。电子血压计使用方便，但亦必须与水银柱式血压计校对后方可使用。

血压计的选择取决于使用状况及维修能力。通常最好选用水银柱式血压计，因为所测得的血压值比较准确，可信；缺点是携带不方便，易漏水银，测量时要用听诊器。听力不佳的患者，几乎不能使用。气压表式血压计尽管有携带方便，操作简单的优点，但测得的血压值准确度略差，刻度数字较小，对视力、听力较差的老年人使用起来颇感困难。电子血压计是近年来设计生产出来的新型血压计，体积小，携带使用方便，操作也不复杂，但价格贵，所测得的血压值也不够精确，变异较大，易造成误差。手表式血压计、腕式血压计、指头血压计等型号，准确性难以肯定，价格也贵，最好不使用。

46. 自测血压都有些什么益处？

现在很多高血压患者都自备血压计，有国际上统一规定的标准水银柱式血压计，也有电子血压计(包括上肢袖带式、腕式、指式电子血压计)。通常主张使用水银柱式血压计，这样可避免误差，适合于患者和家属使用。

自测血压有以下几点益处：

(1)因为血压测量方便及时，所以如果病人有血压升高，可及时检测出来。

（2）有些人在医生诊室测血压高，而回到家中再测血压时，血压又恢复至正常，这种现象称为"诊室高血压"，又称"白大衣性高血压"。自测血压可鉴别"白大衣性高血压"。

（3）有些高血压患者，服药后很想知道药物降压效果，由于各种原因不能及时到医院测血压，而自测血压就能解决这个问题，患者可及时了解服药后血压改变情况，帮助判断高血压治疗效果。

（4）有些高血压患者，突然感到周身不适、发紧、剧烈头痛、恶心，甚至呕吐，严重者视物不清，到医院就医发现血压高；如果家庭备有血压计，及时测量血压，就可发现高血压急症，这样可在到医院之前就进行急救，有益于病人治疗。

（5）家中自备血压计，患者家属也将参与高血压治疗，可使高血压得到及时发现，准确有效的治疗，利于高血压患者康复。

（6）此外，尚应注意人体血压值变化受多种因素影响，在不同时间、不同外界条件下，其血压值也不相同，例如有的病人在医生诊室测血压时血压值正常，但回到家里再测血压时，血压值升高，这可能是因为在活动后、吸烟、憋尿、进食、情绪激动、生气等情况下测的血压结果，排除上述情况后，血压可能恢复正常。

47. 偶测血压有什么缺点？

临床上最常用的测血压方法为偶测血压法。在大多数情况下，医生不可能对每一位来诊病人都进行反复多次的测量血压，这就是单纯依据偶测血压值来表示全天血压值是不正确的，也就是只用偶测血压值诊断和表示治疗效果有不全面之处。其缺点主要表现在以下几方面：

（1）部分早期高血压或波动型高血压,若只偶测一次血压值,而恰逢患者血压值处于正常水平,此时测得的血压值在正常范围内,于是认为该患者血压正常,这就容易延误诊断。

（2）由于不了解 24 小时血压动态变化,从而发现不了原发性高血压、恶性高血压、继发性高血压、高血压危象的主要区别点。

（3）因不能精确地评价高血压及其并发症的严重程度,故不能更为有效地预防和治疗高血压及其并发症。

（4）由于不知道 24 小时以内血压变化,不知道什么时候是高血压的峰值,什么时候是高血压的谷值,这就给合理用药带来困难。

48. 什么叫肾素?它对血压有调节作用吗?

肾素是由肾入球动脉壁内的近球细胞(JG 细胞)贮存及分泌的一种酸性蛋白水解酶。

肾素有 3 种形式:①血浆活性肾素,分子量 45 000。②血浆无活性肾素,分子量 53 000。③肾活性肾素,分子量 41 000。

调节肾脏分泌肾素的主要因素有:①肾内压力感受器机制。当血压下降时,肾血流量减少,刺激肾小球旁器压力感受器,使肾素分泌增加。②远曲小管致密斑机制。细胞外液量减少时,肾小球滤出的 Na^+ 和 Cl^- 减少,使远曲小管致密斑受刺激,引起肾素分泌增加。③交感神经兴奋或儿茶酚胺受体增多均可刺激肾小球旁细胞,促进肾素分泌。④前列腺素可直接刺激肾小球旁细胞分泌肾素。⑤血管紧张素Ⅱ对肾素分泌有反馈性抑制作用。⑥血管加压素也抑制肾素分泌。

肾素的主要生理作用是水解血管紧张素原(一种 α 球蛋白)生成一种 10 肽,即血管紧张素Ⅰ(AT Ⅰ)。血管紧张素Ⅰ进入循环后,在转换酶的作用下,两个末端氨基酸组氨酸和亮氨酸脱落,形成 8 个氨基酸的多肽,即血管紧张素Ⅱ(ATⅡ)。血管紧张素Ⅱ再经转换酶作用形成血管紧张素Ⅲ(ATⅢ)。血管紧张素Ⅲ刺激肾上腺皮质分泌醛固酮。

血管紧张素Ⅱ是作用极强的升压物质,醛固酮具有保钠、保水的作用,均在血压调节过程中发挥重要功能。肾素主要是激活肾素-血管紧张素-醛固酮系统而发挥调节血压的作用,但其本身并无直接的调节血压及其它生理功能。

49. 血管紧张素Ⅰ有什么作用?

血管紧张素Ⅰ(ATⅠ)是由肾素作用于血浆中的血管紧张素原而生成的一种 10 肽。血管紧张素原是由肝脏产生的一种多肽,属于 α_2 球蛋白。血管紧张素Ⅰ除作为血管紧张素Ⅱ(ATⅡ)的前身物质外,其本身也有某些生物效应。实验证明,在灌流肾脏中加入血管紧张素Ⅰ可选择性减少肾皮质内层和髓质的血流量,而不影响皮质外层血流量。此效应不受血管紧张素转换酶(CE)抑制剂的影响。与此相反,血管紧张素Ⅱ以减少肾皮质外层血流为主,对内层和髓质血流量的影响则不恒定,这主要取决于前列腺素的合成情况。血管紧张素Ⅰ促使前列腺素合成的作用很弱,故血管紧张素Ⅰ本身可能是影响肾内血流分布的一个因素;血管紧张素Ⅰ还具有抑制肾素分泌的作用。

另外,血管紧张素Ⅰ还刺激肾上腺髓质分泌儿茶酚胺,也能促进交感神经末梢释放去甲肾上腺素,血管紧张素Ⅰ作用于中枢神经系统可引起加压反应。

50. 血管紧张素Ⅱ、Ⅲ有什么作用?

血管紧张素(AT)Ⅱ在氨基肽酶作用下,可从 N-末端分解出天门冬氨酸酶(ASP)残基而生成一种活性较弱的 7 肽,称为血管紧张素Ⅲ(AT Ⅲ)。肾上腺中含大量氨基肽酶,可使血管紧张素Ⅱ转变为血管紧张素Ⅲ。氨基肽酶还可能作用于血管紧张素Ⅰ，生成9肽，即去一天氨酸血管紧张素Ⅰ，后者在血管紧张素转换酶作用下，直接转变成血管紧张素Ⅲ。故血管紧张素Ⅲ经上述两条途径生成。

血管紧张素Ⅱ、血管紧张素Ⅲ的作用包括：

(1)心血管系统。在压力感受器反射存在的条件下，血管紧张素Ⅱ由于其升压效应可反射性减慢心率。当抑制压力感受器反射或去除迷走神经影响时，血管紧张素Ⅱ则加快心率。这一作用是促进窦房结内交感神经末梢释放去甲肾上腺素(NA)所致。血管紧张素Ⅱ、血管紧张素Ⅲ都能直接加强心肌收缩，前者作用比后者强5倍。这一作用可被血管紧张素拮抗剂阻断。增强心肌收缩力的作用主要是因其能促进钙离子内流及增强心交感神经活动所致。血管紧张素Ⅱ还能促进心肌细胞蛋白质合成，增加心肌重量，这可能是导致肾性高血压心肌肥厚的主要原因。虽然血管紧张素Ⅱ、血管紧张素Ⅲ能增加心率和心肌收缩性，但对完整动物却不增加心输出量，反而常使心输出量减少，这可能是血管紧张素Ⅱ的升压作用反射性减慢心率所致。静脉注入血管紧张素Ⅱ、血管紧张素Ⅲ后，约10～15秒即可使收缩压和舒张压明显增高，持续3～5分钟。小剂量时该作用重复出现，但大剂量时则出现快速耐受现象。小剂量静滴时，血压常缓慢地逐渐上升，大剂量静滴时，血压虽快速上升，但很快出现快速耐受现象，需增加剂量方能维持其升压作用。血管紧张素Ⅱ、血管紧张素Ⅲ的加压效应分别是相同剂量去甲肾上腺素的40和10倍。血管紧张素Ⅱ的外周作用为缩血管效应，其引起血管平滑肌收缩，可能与其促进细胞内贮存钙的释放有关。另外血管紧张素Ⅱ也可间接促进交感神经释放去甲肾上腺素。血管紧张素Ⅲ的缩血管强度为血管紧张素Ⅱ的1/5。血管紧张素Ⅱ对各器官和血流影响不同。它使肠系膜、皮肤血管收缩,血流量减少,对骨骼肌血流影响不大。血管紧张素Ⅱ使冠状动脉收缩,能显著减少肾皮质外周血流量,但对皮质内层和髓质血流无影响。血管紧张素Ⅱ能减少脑血流,对肾血流无调节作用。肺血管床对血管紧张素Ⅱ不敏感。血管紧张素Ⅱ对微循环静脉端收缩作用较弱,但使动脉强烈收缩。血管紧张素Ⅱ还使毛细血管内皮细胞收缩,细胞间隙加宽,从而增加管壁通透性,组织液生成增多,这一作用可能是局部刺激前列腺素合成的结果。

(2)神经系统。血管紧张素Ⅱ能刺激神经系统引起加压反应。另外还有刺激抗利尿激素(ADH)合成和释放的作用。血管紧张素Ⅱ对交感神经系统的影响主要在于调节交感神经的活动。血管紧张素Ⅱ也能直接刺激肾上腺髓质释放儿茶酚胺,并能增加血管平滑肌对儿茶酚胺的反应性。

(3)肾上腺皮质。血管紧张素Ⅱ有直接刺激肾上腺皮质球状带合成和释放醛固酮的作用,血管紧张素Ⅲ也能刺激醛固酮分泌,作用比血管紧张素Ⅱ更强。故血管紧张素Ⅲ可能是控制醛固酮分泌的主要物质。血管紧张素Ⅱ则是调节血压的主要物质。

51. 前列腺素与血压有什么关系?

前列腺素(PG)是一组活性很强、类别繁多、功能各异的脂肪酸衍生物。合成前列腺素所需要的酶存在于所有组织中,但以贮精囊、肾和肺合成前列腺素的能力最强。前列腺素主要在肺灭活,一般动脉血中很少检出,故属于"局部"激素。前列腺素具有多种生物效应,尤其对心血管系统作用较复杂。前列腺素在血压调节中的作用越来越受到广泛重视。

(1)前列腺素对血压的影响:在动物实验中发现,静脉注

入前列腺素 E_2 或前列腺素 I_2 时,均显示剂量依赖性的降压作用,尤以前列腺素 I_2 降压效应更强。两种前列腺素降压效果的差别,与它们在肺内的灭活程度不同有关。文献指出,前列腺素 E_2 经过一次肺循环,即有 90% 以上被灭活,前列腺素 I_2 则很少或几乎不被灭活。有人发现,在肺内注入前列腺素 I_2,使血压降低,心率减慢;向主动脉内注入前列腺素 I_2 时,则使血压降低,心率加快。认为前列腺素 I_2 使心率减慢是诱发肺区感受器反射的结果。前列腺素 I_2 的降压机制主要是直接舒张血管作用所致,只有大剂量时才有心率减慢因素的参与。有人发现前列腺素 I_2 不影响 Ca^{2+} 向细胞内流入,但能阻断细胞内 Ca^{2+} 的释放和摄取过程,从而使血管舒张。前列腺素 $F_{2\alpha}$ 的作用随动物种属而异,在鼠和狗显示升压作用,在猫和兔则显示降压作用。前列腺素 $F_{2\alpha}$ 主要直接收缩末梢血管,故其升压机制是由于末梢静脉收缩,静脉回流增加,从而使心输出量增多所致。以上是外源性前列腺素对血压的影响。内源性前列腺素调节血压的作用主要在于当机体处于应激状态时或某些病理状态下,前列腺素参与血压的调节,而对清醒的动物不起作用。目前认为,当血压升高时,由于肾动脉灌流压升高,髓质血流增多,刺激间质细胞释放前列腺素而使血压下降。

(2)前列腺素对水、钠排泄的影响:前列腺素促进水、钠排泄,亦可起到降压作用。向肾动脉内注入前列腺素 E_2、前列腺素 A_2 或前列腺素 I_2,均使尿量和钠排泄增加。此作用是由于前列腺素使肾皮质血管扩张,肾血流量增加,肾小管周围毛细血管的静水压升高,抑制了近曲小管对水、钠的重吸收。前列腺素 E_2 还有直接抑制肾小管重吸收钠的作用,这也是排钠利尿的一个因素。另外前列腺素还有对抗抗利尿激素的作用。

综上所述,在某些因素刺激下,肾脏及其它部位产生的前列腺素具有强大的降压作用。目前认为前列腺素合成不足可能是引起原发性高血压的因素之一。根据前列腺素 I_2 的显著降压效应及肾和血管组织均具有合成前列腺素 I_2 的能力,认为前列腺素 I_2 缺乏对高血压的发生可能起重要作用。

52. 冷加压试验的意义是什么?

冷加压试验是希尼斯(Hines)设计的用以检测高血压患者血管神经系统反应性的实验。具体方法是使受试者休息 20~60 分钟,取坐位或卧位,先测量数次血压,直至获得较接近的 2 次血压值,再让受试者将对侧手浸入 4℃ 冷水中,浸入的手以浸至腕关节之上为准,经 1 分钟取出,浸入后 30 秒钟和 60 秒钟各测 1 次血压,以后每 1 分钟 1 次,共 3 分钟,血压升高的最高值作为反应值。凡是舒张期血压升高 1.33 千帕(10 毫米汞柱)或以下者为低反应;升高 1.33~2.67 千帕(11~20 毫米汞柱)为正常反应;超过 2.67 千帕(20 毫米汞柱)为高反应。希尼斯观察 841 例高血压病患者,平均舒张期血压升高 4.12 千帕(30.9 毫米汞柱),而在 1015 例血压正常或基本正常的人仅升高 1.76 千帕(13.2 毫米汞柱)。还发现正常血压的高反应者中,54% 在 15 年后发生高血压;正常反应者仅 17% 发生高血压;低反应者中无高血压发生。但有些学者则认为高反应者和后来产生高血压病之间并无关系。冷加压的原理是冷与痛的刺激引起血管舒缩中枢的反应,若服用镇静剂或是使用交感神经阻滞药物后,这种反应就不那么显著了。目前,此试验在临床上主要用于鉴别高血压病与由于过度紧张、情绪波动等因素所致的暂时性血压升高的患者。

53. 镇静试验的意义是什么?

镇静试验是用镇静药物控制血压的试验。具体方法是晚餐少吃,晚 9 时病人口服异戊巴比妥钠(阿米妥钠)0.4 克,如病人仍不能入睡,1小时后可再给0.2克。待病人熟睡后,每5～10分钟测血压、脉搏及呼吸1次,直至血压不再下降为止。

镇静试验的意义在于可使较早期的高血压病人血压降至正常范围,提示这样的病人血压的升高主要是由于过度紧张、劳累导致交感神经系统张力过高所致的心输出量增加、外周阻力加大等,而无阻力血管的结构的改变,如经充分休息,及时治疗,可避免发展为不可逆转的高血压病。

54. 平板运动试验时血压升高有什么意义?

平板运动试验是检查心脏有无活动后缺血的重要无创伤性检查手段。据美国 Singh 等(1999 年)报告,血压正常的人,在多极平板运动试验中出现血压升高,如果出现舒张压升高,预示有发生高血压的危险,无性别差异;如果运动后收缩压升高,而且恢复得很慢,是男性可能患高血压的预兆,并认为这些现象可能反映高血压病临床前期病理生理学的改变。一些边缘性高血压者,运动后舒张压也趋升高。平板运动试验时血压升高的机制,可能是运动时血管外周阻力增加,因为运动时交感神经兴奋性增强而使舒张压升高,而运动后交感神经紧张性减退,迷走神经活性增强,所以血管反应异常,自主神经控制异常,使运动后恢复阶段早期时间延伸,致使有些患者运动后收缩压下降缓慢。

年龄是决定运动时血压反应的另一重要项目,也就是血压正常者运动时血压改变将随着年龄的增加而增强。

因此,考虑标准平板试验中和运动后恢复期的血压反应作为高血压发病的危险信号。所以做平板运动实验时,不仅要注意心肌缺血的情况,同时也要观察血压。

55. 高血压病人为什么要测尿儿茶酚胺?

儿茶酚胺又叫邻苯二酚胺,主要包括肾上腺素及去甲肾上腺素,由肾上腺髓质及位于身体其它部位的嗜铬细胞分泌。儿茶酚胺自嗜铬细胞释放后的分解代谢过程有以下4种:①在交感神经末梢去甲肾上腺素释放后大量激素被重摄取,入细胞后又被单胺氧化酶(MAO)渐渐转化为二羟苦杏仁酸或被藏入颗粒中。②入血循环的激素进入肝肾经邻苯二酚 O-甲基移换酶(COMT)及单胺氧化酶转化为代谢产物 3-甲氧基4-羟基苦杏仁酸(VMA)及 3-甲氧基 4-羟基苯乙二醇(MH-PG)后从尿中排出。③入受体细胞后被单胺氧化酶及邻苯二酚 O-甲基移换酶转化为 3-甲氧基 4-羟基苦杏仁酸及 3-甲氧基 4-羟基苯乙二醇后排泄。④微量部分在游离状态排泄。

从尿中排出时有 50%左右与葡萄糖醛酸基及硫酸基结合,其余为不结合部分(或游离状态代谢产物)。因此在尿中有下列几种激素及其代谢产物:①游离肾上腺素及去甲肾上腺素。②甲氧基肾上腺素(MN)、甲氧基去甲肾上腺素(NMN)。③3-甲氧基 4-羟基苦杏仁酸和 3-甲氧基-4-羟基苯乙二醇。

儿茶酚胺具有对心血管系统、平滑肌、神经内分泌系统的调节和代谢等广泛生理作用。刺激 α-受体使血管收缩,刺激β受体使心肌兴奋性增强,心率加快,使心、脑及骨骼肌血管扩张。

肾上腺素与去甲肾上腺素的生理作用也有差异。前者具有应激中调动体内血流再分布的作用,使皮肤的血管收缩,骨骼肌及心肌和脑内血管扩张。减低周围血管阻力,增加心率、心输出量和脉压差。去甲肾上腺素则以维持人体血压为主,使小动脉收缩,收缩期及舒张期血压维持于一定水平。

嗜铬细胞瘤的病人,由于嗜铬细胞无限增殖,大量儿茶酚胺释放入血,使全身小动脉收缩、血压升高、心率加快。同时尿中排泄儿茶酚胺的量明显增加,故测定尿儿茶酚胺有助于嗜铬细胞瘤病人的诊断,以便区分原发性与继发性高血压的病人。

56. 香草醛扁桃酸测定有什么意义?

香草醛扁桃酸(VMA)化学名称为 3-甲氧基 4-羟基苦杏仁酸,是儿茶酚胺经单胺氧化酶转化产生的代谢产物,后从尿中排出。24 小时尿中香草醛扁桃酸排量正常为 2 毫克~6.8毫克。嗜铬细胞瘤患者由于儿茶酚胺生成增多,香草醛扁桃酸亦增多,尿中香草醛扁桃酸排泄量也随之增加,常在 9 毫克以上,一般在 10 毫克~250 毫克/日。故测定香草醛扁桃酸有助于嗜铬细胞瘤的诊断。

但应注意到因香草醛扁桃酸测定过程涉及几个中间步骤,且测定方法本身也不十分精确,故通常作为最初的筛选手段。小儿不适于作香草醛扁桃酸筛选试验,因假阳性率达30%。另外影响香草醛扁桃酸测定的因素也比较多,如咖啡因、巧克力及某些其它食物的代谢物和阿司匹林等化学物质。

57. 高血压病人为什么要测定血中醛固酮含量?

醛固酮是肾上腺皮质分泌的主要盐皮质激素。在普通含钠钾饮食情况下,每日分泌醛固酮约 50 微克~250 微克。醛固酮的主要作用是与肾远曲小管上皮细胞内蛋白质形成醛固酮复合物,入核使脱氧核糖核酸(DNA)转录而形成信使核糖核酸(mRNA),出核后变成某些酶系,促进肾小管内钠及氯与上皮细胞内钾和氢的交换,于是大量钠及氯回收而钾和氢从尿中排出,从而发挥其调节钠钾代谢,调节细胞外液量的生理作用。醛固酮还使尿中排铵增多,血 HCO_3^- 增高,血 pH 值也倾向增高。醛固酮通过使有效血容量及细胞外液量增加而抑制肾素分泌,从而调节自身的分泌。

正常人 24 小时尿醛固酮排出量为 10 微克±2 微克,醛固酮增多症的病人 24 小时尿醛固酮大多高于正常,可达 300 微克/24 小时。故高血压病人测定尿醛固酮含量有助于鉴别有无醛固酮增多症存在。如与肾素测定同时进行,还可鉴别原发性与继发性醛固酮增多症。

但应注意到尿醛固酮受许多因素影响,波动性较大,测定时应固定钠钾摄入量(钠 160 毫摩尔/日,钾 60 毫摩尔/日),需反复测定结果才可靠。

58. 17-酮类固醇、17-羟类固醇测定有什么用途?

高血压是一种临床综合征,通常临床上将其分为两大类:其一是原发性高血压,即原因不十分明确的高血压,占高血压病人的绝大部分;另一类是原因明确的高血压,如肾脏疾病、内分泌系统疾病等,在这里高血压只是某种疾病的临床表现之一,也称之为症状性高血压。

皮质醇增多症是能引起症状性高血压的一种内分泌综合征。其病因是由于肾上腺皮质增生、腺瘤或癌等病变使肾上腺皮质分泌大量糖皮质激素即皮质醇。皮质醇影响脂类、糖、蛋白质等代谢过程,大量皮质醇造成三大物质代谢的功能紊乱、电解质紊乱和酸碱平衡失调。

高血压是皮质醇增多症常见的临床表现,约见于 90%病人。收缩压及舒张压均有中度以上增高,一般在 20.0/13.3 千帕(150/100 毫米汞柱)以上。皮质醇增多症出现高血压的原因是:①皮质醇加强去甲肾上腺素对小动脉的收缩作用。②除皮质醇外,还分泌中间代谢产物 11-去氧皮质酮、皮质酮及 18-羟去氧皮质酮而使体内水钠潴留,血管痉挛。③皮质醇可加强心肌收缩力,提高心搏出量和左心指数。④促进肝脏制造血管紧张素原,在肾素作用下形成血管紧张素 I,再经转化酶催化为血管紧张素 II 而引起血压升高。⑤广泛小动脉硬化。

17-酮类固醇(17-KS)和 17-羟类固醇(17-OHCS)均为皮质激素的代谢产物,正常人尿中有一定含量,在皮质醇增多症的病人,除血、尿皮质醇含量增高外,17-酮类固醇和 17-羟类固醇也增高,故给高血压病人测 17-酮类固醇和 17-羟类固醇,有助于原发性与继发性高血压的鉴别诊断,及时发现症状性高血压的病因,以便治疗。

另外,根据 24 小时尿 17-酮类固醇和 17-羟类固醇含量,还可预测肾上腺皮质病变的性质,尤其配合特殊临床试验如地塞米松抑制试验等,具有更高的价值。

59. 血浆肾素活性测定是怎么回事?

肾素-血管紧张素-醛固酮系统,在高血压的发病机制中起着决定性的作用,尤其对肾血管性疾病及原发性醛固酮增多症病人,测定肾素的水平,具有确定诊断及鉴别诊断的重要价值。但因为技术上的问题,目前测定血中肾素含量尚有困难,所以临床上多采用测定肾素活性的方法来代替。

血浆肾素活性测定在临床具有协助诊断、明确发病机制、评价预后及指导治疗的价值。

(1)原发性高血压病人尽管血管紧张素 Ⅱ 和醛固酮水平大多正常,但肾素水平多偏低且平均肾素活性随年龄增长呈下降趋势。

(2)原发性高血压病人如呈高肾素活性则高血压的发生以小动脉收缩、外周阻力增加为主,如肾素活性低,则以血容量及细胞外液容量增多为主。

(3)老年人及黑人血浆肾素活性多偏低。

(4)有些原发性高血压病人的血浆肾素活性异常增高,这可能是缺乏对于肾素分泌的负反馈调节或是由于交感神经系统张力过高所致。

(5)20％～30％的原发性高血压病人肾素活性低,其可能的机制是容量扩张伴有或不伴有盐皮质激素的增多。低肾素型的高血压病病人预后较好,并需要特殊的治疗措施。

(6)资料表明,11％的正常人和14％高肾素病人发生心血管系统并发症。高肾素的病人更易发生严重的肾血管损害。

(7)原发性醛固酮增多症的病人呈现高醛固酮低肾素活性的特殊表现。

(8)在治疗上,对低肾素者给利尿剂治疗,血压下降比正常肾素者更明显。高肾素型则以减轻交感神经张力、扩张外周血管为主。

60. 什么是CT检查?肾或者肾上腺CT检查对高血压诊断有什么意义?

CT是Computer Tomography的缩写,全称为计算机辅助的X线断层扫描。在高血压的鉴别诊断中,尤其对某些继发性高血压如嗜铬细胞瘤等原发病变的定位诊断具有重要价值,基本取代了以往应用的腹膜后充气造影的方法。在原发性高血压后期肾脏萎缩、变小及肾实质病变都可经计算机辅助的X线断层扫描得到显示。

对嗜铬细胞瘤病人,计算机辅助的X线断层扫描可以显示2厘米以上的病变,并能鉴别转移性和复发性疾病,及有助这些疾病与多发性内分泌性腺瘤(MEN)综合征的鉴别,后者血压可能是正常的,且用生化方法难以诊断。

对库欣综合征病人,计算机辅助的X线断层扫描具有以前所用各种方法不能相比的优越性,尤其对异位促肾上腺皮质激素(ACTH)分泌的肿瘤和肾上腺腺瘤与癌的定位具有重要价值。计算机辅助的X线断层扫描对多数垂体性库欣综合征病人可表现垂体异常,从而有助于决定手术治疗。

对原发性醛固酮增多症的病人,计算机辅助的 X 线断层扫描可发现直径 1 厘米的腺瘤(如更小,则计算机辅助的 X 线断层扫描可能漏诊)。

对肾血管疾病,理论上讲,计算机辅助的 X 线断层扫描有助于发现肾动脉狭窄,但实践中阳性发现率较低,受到一定限制。

对实质性肾疾病,计算机辅助的 X 线断层扫描可显示肾的大小及肾实质的占位性病变。

患高血压脑病时,计算机辅助的 X 线断层扫描可显示脑部并发症,如脑出血、脑梗塞等。

61. 高血压病病人通常要做哪些化验项目检查?

关于高血压病病人要做哪些化验检查一直存在不同的意见。其不同点主要在于在多大程度上去评价继发性高血压的可能性。通常将实验室检查分成两部分,一部分是所有高血压病病人都应检查的项目,另一部分则适用于如下两种情况:①最初的检查提示了继发性高血压的可能性。②基本的治疗未能有效控制血压。

(1)基本检查:①肾功能评价,包括检查尿蛋白、血和尿糖、血肌酐和尿素氮。尿镜检也有一定帮助。血钾的测定有助于筛选盐皮质激素诱发的高血压并可作为开始利尿剂治疗前的基础值。②血糖测定。一方面糖尿病与动脉粥样硬化、肾血管疾病及糖尿病性肾病有关,另一方面原发性醛固酮增多症、库欣综合征、嗜铬细胞瘤等也都可引起高血糖。利尿剂也可使血糖升高,所以测得其基础值是有意义的。③检查有无高钙血症。④肾性及原发性高血压病人易伴有高尿酸血症,且利尿剂可使尿酸升高,故应先检测血尿酸水平。⑤测血浆胆固醇和三酰甘油以发现冠心病的易患因素。⑥所有高血压病病人应做心电图以评价心脏状况,尤其判断左室有无肥厚。⑦X线胸片有助于发现主动脉扩张、延长及发现主动脉缩窄病人肋骨压迹。

(2)筛选继发性高血压的特殊检查:①肾血管性高血压。静脉肾盂造影(IVP)、同位素肾图、Saralasin试验、肾动脉造影、肾静脉取血测定肾素。②嗜铬细胞瘤。24小时尿儿茶酚胺及其代谢产物如3-甲氧基4-羟基苦杏仁酸等,肌酐、血儿茶酚胺。③库欣综合征。24小时尿17-酮类固醇、17-羟类固醇、血皮质醇、地塞米松抑制试验。④原发性醛固酮增多症。24小时尿钾及血钾、血浆肾素活性及醛固酮水平。

62. 心率在高血压病中有什么重要性?

心率快慢与病死率之间存在明确的相关性,所有原因(包括冠心病、心血管疾病及非心血管疾病)的病死率均应注意心率的改变。临床研究证实心率与病死率之间的关系在高血压患者尤为密切。其原因为高血压或心率增快均可增加心脏机械性负荷,引起大动脉的结构和功能上的改变,例如血管壁增厚、僵硬及内皮细胞功能紊乱。上述改变又可加重收缩压升高、心肌肥厚、心脏扩张及动脉粥样硬化形成。另一些研究也证实了血压下降、心率降低能减少靶器官损害,减少病死率。这样在治疗高血压过程中,仅仅把血压降下来是不够的。应评估病人危险因素,采取必要措施来缓解这些危险因素。对于心率快的高血压病人,应首选β-受体阻滞剂,如倍他乐克,10毫克～20毫克/日;氨酰心安,12.5毫克,2次/日,根据病情调整剂量。钙离子拮抗剂,如地尔硫草、维拉帕米均可选用,以在降低血压的同时减慢心率。到目前为止,"正常心率"的标准尚未确定,通常认为"正常心率"的范围是60～80次/分,(久经锻炼的运动员每分钟可能仅45～60次。年龄及性别均可影响脉率:成年女子每分钟约 70～90 次,成年男子每分钟 60～80 次,3 岁以下小儿脉率常在 100 次/分以上,初生婴儿脉率可达 140 次/分)。目前认为病人心率超过 80 次/分,则应认为是"心率过快"。这类病人不应轻视,因为预示这类高血压病人面临更大危险或更高的病死率,积极的医治是十分必要的。

63. 高血压病病人为什么要做糖耐量、血糖和尿糖测定?

(1)高血压病病人易合并糖尿病,共同构成冠心病的易患因素,测血糖、尿糖及糖耐量试验有助于及早发现糖尿病。

(2)糖尿病病人易发生肾血管疾病及糖尿病性肾病。这些病变均可导致血压升高,故测定血糖、尿糖及糖耐量有助于鉴别高血压的病因。

(3)原发性醛固酮增多症、库欣综合征、嗜铬细胞瘤等是引起血压升高的内分泌疾病,常伴有高血糖,故检查血糖、尿糖和糖耐量,有助于原发性与继发性高血压的鉴别诊断。

(4)利尿剂治疗高血压时可能使血糖升高或糖耐量减低,治疗前测定血糖、尿糖及糖耐量,有助于药物治疗的观察及药物副作用的判断。

64. 大脑皮质也控制血压吗?

精神紧张、情绪波动都会引起血压变化,提示大脑皮质也参与对血压控制的调节。研究发现,大脑皮质有 3 个通路在受刺激时可诱发血压变化:①由感觉运动皮质发出而与锥体束有密切联系的短潜伏期通路。②由眶皮质发出后在下丘脑换神经元的通路。③由颞叶前部发出后,部分穿行过下丘脑和部分直达脊髓的通路。有人发现,猴的大脑皮质第 4 区发出直达脊髓的皮质脊髓束,此通路参与完成运动时所特有的肌肉内血流量的增加。

刺激眶回、岛叶和前颞部皮质,常致血压下降和(或)心动过缓,并伴呼吸抑制。刺激扣带回、杏仁体和中脑皮质下区,常可观察到加压和减压效应。在上述大多数植物性效应出现的同时,都伴有明显的行为活动形式。如实验发现,刺激扣带回附近的一个局部区域,会出现一个涉及范围广泛的减压效应,同动脉压力感受器反射引起的减压效应相近,并伴有躯体活动抑制。有人称之为装死反应。刺激杏仁体的基底外侧部,出现血压降低和心搏减慢,刺激中央部则致血压升高和心动过速。刺激颈动脉窦神经和传入纤维时,从杏仁体、眶额皮质、前乙状回和视皮质均可记录到电位,提示这些反射活动均有大脑皮质参与。

65. 小脑对血压也有调节作用吗?

小脑对血压的调节作用尚不十分清楚,但实验发现,刺激小脑前叶对压力感受器反射有抑制作用。切除小脑后,去大脑猫的压力感受器反射易化,并能使躯体神经刺激诱发的交感性升压反射逆转。小脑蚓部皮质和位于深层的顶核,是小脑内参与循环控制的主要部位。刺激小脑蚓部皮质时,肾血管明显收缩,皮肤和肌肉血管的紧张性降低。因此,小脑可能在心输出量的外周调配方面起一定作用。电刺激顶核时,心脏、内脏和肾的交感神经放电增加,血压升高,心率加快。

66. 什么是颈动脉窦压力感受器反射?它是如何调节血压的?

体内某些血管壁上存在着对机械变形敏感的装置,它们在管壁受牵拉时发放传入神经冲动。这些感受装置通常被称为压力感受器。在颈动脉窦壁外膜深层有大量密集的压力感受性神经末梢,呈树枝状分布或形成特异的外层结构,这就是颈动脉窦压力感受器。颈动脉窦区的传入神经为窦神经,是舌咽神经的一个分支。

颈动脉窦压力感受器对窦壁变形十分敏感,窦内压增高时,窦壁受牵张而变形,即可兴奋感受器神经末梢,使其发放传入冲动增加。反之,在窦内压下降时,窦壁感受器受牵拉小,传入冲动随之减少。严格讲,此类感受器应为牵张感受器或机械感受器,并非真正的压力感受器。因为在保持窦壁不变形条件下增高窦内压时,感受器的传入放电频率不再变化。

颈动脉窦压力感受器通常不断经受着窦内血液波动的刺激,因此经常有传入冲动由窦神经传至延髓内的有关神经元。窦内压力如有升高,压力感受器刺激增强。这些冲动主要传至延髓孤束核,由此再经过某种途径抑制延髓具有紧张性活动的心血管运动中枢,致交感性缩血管神经和心交感神经传出冲动减少,心迷走神经传出冲动增加,结果为外周血管扩张,心率减慢和心肌收缩力减弱,外围阻力和心输出量降低,动脉血压下降。这一过程实际是一个减压反射,是动脉血压快速调节的负反馈机制,维持血压在一定的水平。反之,当窦内压降低时,压力感受器刺激减弱,传入冲动频率便降低,对延髓心血管抑制中枢抑制作用减弱,则出现与上述相反的效应,血压上升,以保证脑部血液供应。

颈动脉窦压力感受器反射的传出效应包括:①心率减慢。②心肌及其传导组织内的兴奋传导减慢。③心肌收缩性减弱。④心输出量减少。⑤全身微动脉扩张,以骨骼肌血管扩张最明显,冠脉血管也有所扩张,肾血管扩张最少或几乎无反应,总外周阻力下降。⑥平均动脉压下降。⑦体循环静脉扩张。

67. 什么是主动脉弓压力感受器反射?它是如何调节血压的?

主动脉弓压力感受器是位于主动脉弓、锁骨下动脉和头臂动脉根部的压力感受器,与颈动脉窦压力感受器一样,也由血管外膜具有感知功能的神经末梢构成。传入神经是主动脉神经,与迷走神经并行于迷走神经鞘中。主动脉神经是结状神经节内双极细胞的外周突,其中枢突进入延髓后,同孤束核及其附近神经元有突触联系。

主动脉弓压力感受器对血压的调节作用与颈动脉窦压力感受器基本相同,不同之处在于主动脉弓压力感受器的灵敏度略低,这可能与感受器所在部位的管壁较厚,不易被压力所变形有关。但就对心率和外周血管紧张性的控制而言,颈动脉窦反射对外周血管紧张性控制作用较大,主动脉弓压力感受器反射对心率控制作用更明显。

颈动脉窦和主动脉弓压力感受器的生理意义在于缓冲血压急剧变动,故又被称之为缓冲反射,窦神经和主动脉神经也可称为缓冲神经。有些学者则认为,压力感受器反射所发挥的重要作用与其说是防止血压过度升高,不如说是防止血压降低。在压力感受器功能减退的病理条件下,如果人体从平卧位急速取直立姿势,则将因静脉血潴留于下肢而发生严重的体位性低血压。

压力感受器反射只是在动脉血压的短暂控制中起主要作用,并不参与血压的长期控制。但也有人持相反意见。

68. 高血压对心脏有哪些不利作用?

由于高血压造成心脏工作负荷过重,心脏最初的代偿反应是左心室呈代偿性肥厚,继而心脏功能减退而出现左心室扩张,进一步恶化可发生心功能衰竭,出现相应的症状和体征。高血压可加速冠状动脉粥样硬化的形成,并且由于心肌重量的增加,心肌需氧量亦增加,供氧与需氧的失衡使病人出现心绞痛甚至发生心肌梗死。高血压患者因心脏死亡的主要原因是心肌梗死和心力衰竭。与高血压左心室肥厚有关的心脏性猝死也越来受到重视,其发生可能与心律失常有关。

(1)关于左心室肥厚:用心电图和X线只能发现10%的高血压病人有左室肥厚。用M型超声波心动图检测可提高到50%。左室腔径的大小、室壁厚度与血压呈明显相关性。左室肥厚的特点包括:①向心性左室肥厚,其与心脏指数呈负相关。②非对称性室间隔肥厚和偏心性左室肥厚。③左室重量增加之前,左房腔即可增大,左房舒张早期排空能力下降。④左室舒张功能下降,包括等容舒张期延长,二尖瓣开放延迟,舒张早期的快速充盈速率减低、时间延长。⑤收缩功能正常或亢进。⑥部分老年患者有严重心室肥厚和左室腔过小致左室过度排空及舒张期充盈时间过长,可出现类似心力衰竭的表现,用β-阻滞剂和钙拮抗剂治疗有效。心室肥厚的机制可能与去甲肾上腺素的作用及血流动力学的直接作用有关。

(2)关于冠心病:在工业化社会里,冠心病是最主要的死亡原因,而高血压则是冠心病的最重要的易患因素。高血压在冠心病的发生机制中所发挥的作用,可能比以前认识到的还为重要。出现心肌梗死前或以后如合并有高血压,病亡率明显高于无高血压者。心肌梗死以后血压明显下降者,病死率明显增加,可能与泵功能差有关。心肌梗死以后血压持续增高者预后更差,主要是由于对于受损的心肌来说负荷增大。

(3)关于心功能不全:据报道,在美国每年约40万人发生心力衰竭,由高血压引起者占75%。50%的心力衰竭患者可在5年内死亡。死亡的危险直接与血中去甲肾上腺素含量有关。外周血管的过度收缩加重了受损心肌的工作负荷,这将给心脏功能带来不利的影响。因此,通过阻断肾素、血管紧张素、儿茶酚胺等机制来减轻血管收缩,减轻心脏后负荷和改善心室功能是必要的。

69. 怎样从心电图上看出心室肥厚？

高血压使左心室收缩期负荷增加,久而久之,左心室壁呈代偿性增厚,通过 X 线、超声均可发现高血压病人心室肥厚的证据,心电图亦是长期使用的诊断心室肥厚的方法之一。

左心室肥厚的心电图特征如下:

(1)QRS 波群电压的改变:①R_{V5} 或 R_{V6} 电压超过 25 毫米。②$R_{V5}+S_{V1}$ 综合电压超过 40 毫米(女性超过 35 毫米)。③R_I 电压超过 15 毫米。④R_I+S_{III} 综合电压超过 25 毫米。⑤R_{aVL} 电压超过 12 毫米或 R_{aVF} 电压超过 20 毫米。

(2)QRS 间期及室壁激动时间的变化:①QRS 间期延长超过 0.10 秒,如原来的 QRS 间期为 0.06～0.07 秒,现增至 0.08～0.09 秒,亦提示有左心室肥厚或其它异常。②V_5 或 V_6 的室壁激动时间延长超过 0.05 秒(女性超过 0.045 秒)。

(3)ST—T 的改变:在 V_5、V_6、aVL 或 aVF 导联中 ST 段下移超过 0.5 毫米,T 波低平、双向或倒置。若 T_{V5} 或 T_{V6} 低于同一导联中 R 波电压的 1/10 亦属异常表现。在 V_1 中 ST 段上移时,T 波多高耸直立。

(4)QRS 电轴改变:常显示电轴左偏,大多在 −10° 以上。

另外还可根据心电图判断左心室压力负荷过重还是容量负荷过重。前者心电图特征为 V_5、V_6 导联中 R 波电压异常增高,ST 段下降及 T 波低平或倒置。后者主要表现为 II、III、aVF、V_5、V_6 导联中出现深 Q 高 R 波、ST 段上移及 T 波高耸直立,V_5 导联室壁激动时间可有延长。

70. 高血压可引起哪些脑部疾患？

前面已经提到高血压可引起脑部疾患,从头痛、头晕,到高血压脑病,但最严重的脑部疾患是脑血管阻塞性疾病及脑出血。

这两种疾病的发生机制是截然不同的。脑梗塞继发于脑动脉的粥样硬化,而脑出血是由于血压增高及脑血管的微小动脉瘤破裂出血所致,只有年龄和血压影响微动脉瘤的形成,所以与脑梗塞相比,脑出血与动脉压更直接相关。

需要紧急处理的高血压所致的脑部疾患有:①高血压危象。②高血压脑病。③脑卒中。④脑动脉血栓形成。⑤脑出血。

71. 长期高血压会影响肾功能吗?

血压长期增高致肾脏细小动脉硬化,会逐渐影响肾脏功能。高血压病早期仅有肾小动脉痉挛,临床上一般没有明显的泌尿系统症状;到后期,高血压可促进肾小动脉发生玻璃样变性或肾小球动脉粥样硬化。据活体组织检查结果发现,肾小动脉硬化在 4 个月以上病程的高血压病人中占 82.4%。当肾功能减退时,可出现多尿、夜尿等症状,说明肾脏浓缩功能降低。如果肾功能进一步减退时,可出现尿少、血尿(多属显微镜下血尿)、蛋白尿、管型尿、酚红排泄及尿素廓清障碍、氮质潴留及肌酐值升高等,最后可发生尿毒症。高血压死于尿毒症者达 1.5%~5%。

72. 正常人双上肢血压相同吗?为什么有的病人双上肢血压不同?

正常人双上肢血压可以有微小的差别,通常不超过 0.67 千帕(5 毫米汞柱)。如双上肢分别测压时,约 25% 的正常人双上肢差别可达 1.33 千帕(10 毫米汞柱),如双上肢同时测压则只有 5% 的正常人差别达 1.33 千帕(10 毫米汞柱)。如双上肢血压相差 2.67 千帕(20 毫米汞柱)以上者,即使不是同时测压,也仅在 5% 的正常人中有之,故应详细检查。

双上肢血压不同见于如下几种情况:

(1)正常人:通常相差 0.67 千帕(5 毫米汞柱)左右。

(2)伪象:①袖带放置不适当。②双上肢大小的解剖学差异。③测血压时循环状态的改变。

(3)先天性心脏病:①瓣上主动脉口狭窄时右上肢血压往往比左上肢血压高 2.67 千帕(20 毫米汞柱)以上。这是由于血液较多喷向无名动脉所致。②主动脉缩窄如发生在左锁骨下动脉发出之前,则左上肢血压明显减低。③动脉导管未闭,如左向右大量分流时,则左锁骨下动脉血流减少,左上肢血压降低。④锁骨下动脉发育异常。

(4)获得性疾病:①主动脉夹层动脉瘤,如累及锁骨下动脉,则相应上肢血压降低。②主动脉弓综合征,只由于动脉硬化或非特异炎症等引起的主动脉弓梗阻性疾病,使梗阻远端血流减少。③锁骨下动脉窃血综合征,由于上肢运动导致椎动脉基底部分血液进入同侧锁骨下动脉,使双上肢血压出现差异。④周围血管梗阻性疾病,如多发性大动脉炎所致的无脉症及动脉硬化等。

73. 正常人上下肢血压一样高吗?为什么有的病人上肢血压反而比下肢血压高?

正常人上下肢血压是否有差异,这取决于采用什么方法测量血压。用袖带法测压时发现,1 岁以内的婴儿上肢血压常高于下肢血压。随年龄增长这种差异消失。儿童下肢血压一般比上肢血压高 1.33 千帕(10 毫米汞柱)。成年人下肢收缩压与上肢相同或比上肢高 2.67 千帕(20 毫米汞柱)。如用动脉内测压计测压时,下肢收缩压与舒张压往往与上肢相同,但下肢的血压一般不应低于上肢血压,否则应怀疑下肢血管的闭塞性疾病。

上下肢血压的差异见于如下情况:

（1）伪象:①测量下肢血压的袖带不合适。②袖带放置的位置不适当。

（2）主动脉缩窄。

（3）主动脉夹层动脉瘤。

（4）主动脉弓综合征。

（5）主动脉梗阻性疾病:①鞍状栓塞。②溃疡性动脉粥样硬化合并血栓性梗阻。③特发性血栓形成。④外源性压迫。

（6）腹主动脉瘤。

（7）多发性大动脉炎。

（8）1岁以内婴儿。

在上述的病理情况下,均由于主动脉及大动脉梗阻致下肢血流减少使血压下降。另一方面,由于肾缺血触发了血压调节机制,使上肢血压升高,更进一步加大上下肢血压的差异。

74. 夹层动脉瘤也与高血压有关系吗?

主动脉夹层动脉瘤是血液渗入主动脉壁并分开其中层而形成的夹层血肿,是一种极为严重的血管疾病。动脉壁中层坏死可能是本病的发病基础,但原因还不清楚,可能是主动脉壁对血流动力应激的非特异性改变。高血压与本病有一定的关系,因本病的老年患者多伴有高血压,而高血压可增加血流动力对主动脉的负担,并使主动脉中层营养血管长期处于痉挛收缩状态,造成中层缺血、坏死及出血而形成血肿。这类病人如果伴有高血压,除了进行内、外科其他治疗办法外,首选硝普钠静脉滴注,开始每分钟25微克~50微克,逐渐加量,快速地使血压降低到尚能维持心、脑和肾功能的供血最低水平。待血压满意下降后可用利血平、胍乙啶维持,并同时应用心得安,但伴有主动脉大分支阻塞的高血压病人因降压可使缺血加重,不可采用降压治疗。对血压不高者可用心得安减轻心肌收缩力。

因部分病人在发病前有高血压,故对高血压病人适当地控制血压,可能对降低本病的发病有所裨益。急性夹层动脉瘤的病人,应禁忌用肼苯哒嗪和氯苯甲噻二嗪。

75. 舒张压高低与合并心血管疾病危险性有何关系?

根据国际合作研究的结果,(美国)国立高血压合作委员会指出:舒张压大小与合并心血管疾病危险性有一定的关系。

(1)舒张压<10.7 千帕(80 毫米汞柱)时,由血压引起的心血管疾病危险性最小。

(2)舒张压在 10.7～11.9 千帕(80～90 毫米汞柱)时,心血管疾病危险性增加,但治疗高血压是否能减少其危险性,则尚无证据。

(3)舒张压≥12.0 千帕(90 毫米汞柱)时,心血管疾病危险性增加,治疗能减少其危险性。

76. 治疗分数判断高血压治疗效果是怎么回事?

目前全国有近百家医疗单位加入了中国高血压联盟的社区人群高血压防治微机网络。数万名高血压患者采用微机指导治疗和管理。由于微机处理患者就诊信息快,不但减轻了医护人员负担,也缩短了患者候诊的时间。微机打印出的内容包括患者的血压值、服药指导、复诊日期、注意事项、应做的检查项目,同时使用治疗分数[Treat score (TS)]的双位记分法标明了患者以前的治疗效果。我国的治疗标准是按每个患者全年内血压控制情况,分为优良、尚可、不良三个等级。"优良"指全年有 3/4 以上时间血压记录在 21.3/12.7 千帕(160/95 毫米汞柱)以下;"尚可"指全年有 1/2 以上时间血压记录低于21.3/12.7 千帕(160/95 毫米汞柱);"不良"指全年有 1/2 以上时间血压记录超过 21.3/12.7 千帕(160/95 毫米汞柱)。

治疗分数包括季度分和季度血压分两种。二者分值加在一起就是患者的治疗分数,它表明了该患者 1 年内的治疗效果,这就是双位记分法。季度分评法:患者每季度坚持复诊得 4 分;有 3 个季度坚持复诊者得 3 分;2 个季度坚持复诊者得 2 分;只有 1 个季度复诊者得 1 分。季度血压分评法:4 个季度血压均值在 21.3/12.7 千帕(160/95 毫米汞柱)以下时得 40 分;3 个季度血压均值在 21.3/12.7 千帕(160/95 毫米汞柱)以下时得 30 分;2 个季度血压均值在 21.3/12.7 千帕(160/95 毫米汞柱)以下时得 20 分;只有 1 个季度血压均值在 21.3/12.7 千帕(160/95 毫米汞柱)以下得 10 分。如果某患者治疗分数(TS)为 33 分,即表示全年有 3 个季度坚持复诊,其中 3 个季度血压控制在 21.3/12.7 千帕(160/95 毫米汞柱)以下。

这种使用微机报告患者治疗分数,可简便地反映出患者高血压的治疗效果,也可以将全部入机患者的治疗情况快速准确地报告出来。获治疗分数为 44、34、33 分者的优良率;24、23、22 分者尚可率;14、13、12、11、04、03、02、01 分的不良率;和 00 分的失访率。这就能为主管部门对社区人群高血压、心脑血管病的强化干预提供可靠资料。

77. 什么叫 T/P 比率?24 小时动态血压测量有什么临床应用价值?

我们在一般临床资料中,有时会涉及到 T/P 比率,又叫 T/P 比值,常用于观察长效降压药降压效果。T:Trough (谷);P:Peak(峰),T/P 比率又称谷/峰比值。T 值表示服用安慰剂和药物后,24 小时动态血压测试第 24 小时,且在次日服药前时均值之差;P 值表示服降压药物后,动态血压测试中第2～6小时内血压均值下降最低峰时均值和与之相对应的服用安慰剂动态血压时均值之差。采用 T/P 比率评价降压药的持续作用,应是被安慰剂校正后的比值,通常用百分比表示,大于 55% 者,被认为该药有持续降压效果。

目前临床采用的 24 小时动态血压测量法,基本上反映出高血压病人 24 小时血压变化情况。日间小时范围指早 6:00～21:59;夜间小时范围指晚 22:00～早 5:59。24 小时动态血压计测量出患者昼夜间血压变化值,包括计算 24 小时,日间及夜间的血压均值。可根据临床观察要求,进行不同时间间隔的血压均值计算。然后进行日间血压均值和夜间血压均值比较,采用 t 检验方法进行显著性分析。根据用药前后动态血压各均值有还是没有显著性差异来判断有效还是无效,这种方法确实能够反映出 24 小时不同时间段的有关血压均值的变化情况,但不能说明 24 小时的药物持续效应,而 T/P 比率能够反映出药物的持续效应。T/P 比率在我国应用于临床刚刚起步,由于其计算方法中必须除外安慰剂效应,计算起来比较繁琐,尽管对临床药物试验有一定的用途,多数医生认为若将 T/P 比值应用于临床,其方法学有待改进。

78. 动态血压监测包括什么内容?

动态血压监测内容包括以下两个方面:

(1)血压的变异性:是指血压在一定时间内的波动范围。一般观察 24 小时内血压波动的范围,当然有人观察 1 个月、半年或 1 年内的血压变化。正常情况,高血压曲线有一定规律,即 24 小时血压波动曲线呈勺型,而高血压曲线呈非勺形,多示夜间血压增高,应采取相应措施医治。

(2)在各种活动条件下血压的变化:如走路、上楼、跑步、餐饮、工作、看电视等情况下血压值的改变。这对临床使用降压药以及预防高血压的发生是非常重要的。比如有人在饭后血压增高,那么在饭前服用降压药较为合适;如果跑步时血压增高,病人不宜跑步,最好是散步。

79. 动态血压监测对高血压诊断和治疗有什么意义?

(1)动态血压监测对高血压诊断的意义:①临床上有一些高血压病人的血压仅在早晨 5～6 时或下午 17～20 时升高,就医时测血压不高,因为在诊室测量血压只是偶测,不能代表全天 24 小时血压,所以即使诊室血压正常,仍有部分高血压患者漏诊。而 24 小时血压测定就能弥补偶测血压的不足,在血压高峰时间进行测量,使更多的高血压患者避免漏诊,及时得到治疗。②通常正常人和高血压患者夜间睡眠中血压均有下降的规律,但在部分继发性高血压或复杂高血压患者中表现出夜间血压水平不下降或略有下降。因此使用 24 小时监测血压的方法,可及时了解到夜间血压水平变化情况,有助于高血压的鉴别诊断。24 小时血压平均值、夜间血压平均值与没有接受治疗的高血压病人的心、脑、肾等器官是否有损害呈线性关系,即平均收缩压和舒张压越高,并发症的严重性就越大。③众所周知,有部分正常人见到医生后,特别是当医生给他们测血压时,精神很紧张,很怕血压高,医生测量结果往往血压真的就高了。这种现象医学上叫"白大衣现象"。而 24 小时动态血压测量法就能避免这种现象,也就是在 24 小时内见不到医生的情况下,进行 24 小时血压监测,其测量结果往往血压在正常范围内。

(2)24 小时血压测量对治疗的意义:

①24 小时动态血压监测可发现高血压患者在一天中是什么时候血压升高,这样可以根据血压高峰时间用降压药。比如,患者血压高峰时间在 16～18 时,则可根据降压药物特点,

提前服药,以得到最佳疗效;特别是应注意夜间血压水平状况,因为无论是正常人或高血压患者夜间血压均偏低,如果不合理用药,易使血压更低,导致脑血栓形成或冠状动脉供血不足。因此应正确掌握昼夜血压变化规律,药物在体内降压高峰时间,使患者在血压高峰时也能将血压维持在正常范围,血压低峰时也不出现低血压,最大限度地减少靶器官损害,有效地预防并发症的发生。

②动态血压监测常用于评价药物的降压效果。因为,高血压病药物治疗是长期的,不能因为血压降至正常水平就停药,如果服用的是长效降压药,必须证明该药的效果。如果该药效果不理想,就不能再坚持服用,必须换药,否则不但高血压治疗效果不满意,又增加了病人经济负担。评价这种长效降压药疗效用偶测血压法是不够全面的,而 24 小时动态血压监测是目前评定长效降压药疗效唯一可靠的方法。

③如果动态血压监测结果示患者只是白天血压高,夜间血压正常,则只在晨起 6~7 时服用中效作用药物,以使昼间血压维持在正常范围,保证患者昼夜间血压处于正常水平。

80.门诊常根据什么考虑病人患有高血压?

门诊医生常常根据病人的症状和体征初步考虑病人是患有原发性高血压或是继发性高血压,然后再进一步做些特殊检查,以明确诊断。

患有高血压的病人门诊就诊时常主诉有头晕、头痛、头胀、耳鸣、眼花、失眠等;如血压急剧增高,病人可出现剧烈头痛、头昏、恶心、呕吐、心悸、口干、面色苍白、视力模糊、手足抽动等症状。根据这些症状和体征,应考虑病人患有高血压。经测量血压高于正常范围,即收缩压等于或高于 21.3 千帕(160毫米汞柱),舒张压等于或高于 12.7 千帕(95 毫米汞柱),则可确诊为高血压。若病人不属高血压病好发年龄,如儿童、青少年或 35 岁以下的成年人发现血压增高,原来血压正常的老年人突然出现血压增高,或高血压病病人出现一些为高血压病不常见的临床表现,均应考虑到有症状性高血压(继发性高血压)的可能,需进一步深入了解病史,做体格检查和实验室检查,以明确诊断。

81. 在门诊对高血压病的处理原则是什么?

(1)应对所有至少 3 次门诊所测血压平均舒张压≥12.0 千帕(90 毫米汞柱)的病人进行治疗,治疗可以是药物的、非药物的或两者合用的。

(2)对所有平均舒张压<12.0 千帕(90 毫米汞柱),但其中有几次舒张压≥12.0 千帕(90 毫米汞柱)的病人,宜随访 1 年,可考虑对之限钠摄入和减轻体重。

(3)对舒张压≥14.0 千帕(105 毫米汞柱)和已有心血管并发症的病人应给予药物治疗,并采取适当的非药物治疗措施。

82. 由高血压引起的心肌肥厚能否恢复?

早期研究证实,并非所有的抗高血压药物都能使左心室肥厚消退。甲基多巴、各种 β-肾上腺素能受体阻滞剂、巯甲丙辅酸能使实验性高血压大鼠的心室肥厚消退,其它药物如肼苯哒嗪、敏乐定、强烈的扩血管及降低左室后负荷的药物则无此作用。研究显示,在心肌体积缩小的同时,出现心肌蛋白含量相对减少和胶原含量所占比例增加;单纯以血流动力学因素难以解释这种消退的原因。药理学研究结果表明,甲基多巴、β-受体阻滞剂是肾上腺素能的抑制剂,它们也可能抑制肾素自肾脏释放,从而促进左心室肥厚的消退。相反,强烈的扩血管药则兴奋这类加压因子。因此,左心室肥厚消退的机制除了有血流动力学改变参与外,尚包括特殊加压机制的抑制。

国内外学者曾用 β-受体阻滞剂治疗高血压病,如美多心安,发现该药在降低高血压的同时可不同程度地促进左心室肥厚的消退。此项临床实验正在进行中。

83.为什么肥胖的人易患高血压?

首先应了解什么是肥胖,所谓的肥胖是指体重指数>30,如果体重指数>25 称为超重,轻度超重不能算肥胖。目前最常用的体重指数(BMI)计算公式:BMI=体重(公斤)/身高^2(米)。在实际应用中,常用体重指数代替体重,这样就避免了身高对体重的影响,也能更好地反映出肥胖个体的超重或肥胖程度。

对肥胖的人用普通袖带测量血压,往往因袖带太小而使测得的血压较高。即使应用适于肥胖的人的袖带,往往也发现肥胖的人发生高血压的比例明显高于体型正常的人。幸运的是随着体重的增加,大多数肥胖病人的血压不呈进行性的增高,而多为轻度的高血压。

肥胖的人易患高血压的原因还不清楚,但这些病人的外周血管阻力多是正常的,血容量是增加的。

肥胖的高血压病人体重减轻后,血压可明显下降,且这种下降不依赖于钠离子平衡的变化。除血压下降外,减轻体重还可预防冠心病,因为,肥胖的高血压病人发生心绞痛和猝死的机率是血压正常的肥胖者的 2 倍。因其常伴有高血压、高血脂及葡萄糖耐量减低,故肥胖是影响人类健康的重要危险因素。

84. 是不是人的年龄越大患高血压的就越多?

通常高血压、动脉硬化症随着年龄的增长,患病率就越高。男性在 45 岁以后,女性 50 岁(绝经期)以后,高血压就诊的人往往逐年增加。70～80 岁的老人,高血压的发病率相当高。但是不是患高血压的病人数量随年龄增加呈直线上升呢？最近《健康报》发表了上海有关调查结果,发现百岁老人少数有高血压。该市现有的208位百岁以上的老人中,高血压的患病率仅为7.9%,而该市35岁以上的人群高血压患病率约为40%。可见百岁以上的老人高血压患病率远远低于35岁以上的人群组。

百岁老人患高血压者少的原因,可能是老人们有良好的饮食习惯及和谐的家庭环境。据调查208位老人,92%的人以大米为主食,80%的人每天吃新鲜水果或习惯吃水果,72%的人每天吃新鲜蔬菜。值得注意的是,79%的人不吸烟,不喝酒;82%的老人一旦生病能够得到家庭子女或孙子、孙女很好的照料。百岁老人患病最多的是眼疾——白内障,患病率为25%;有15%的人患心脏病;15%的人患肺部疾患,包括支气管炎、哮喘病和肺气肿。在208位老人中,女性有172位,而男性仅有36位,很明显女性长寿者多于男性。

85. 高血压病人发生肿瘤的危险性较大吗?

随着对高血压病研究的深入发展,人们逐渐认识到高血压病存在着明显的细胞增殖,如高血压左心室肥厚中纤维细胞的增殖、阻力血管壁中层平滑肌细胞增生、动脉粥样硬化斑块中平滑肌细胞的增殖。这些细胞的增殖与一些癌基因的表达过多有关,如c-fos、cmyc、c-fms、c-sis。这些原癌基因的表达产物,部分为核内调节蛋白,部分为生长因子,在肿瘤细胞内也有类似异常表达,因此认为恶性肿瘤和高血压在细胞分子生物学方面有其相同之处。对此问题,福建医科大学进行研究,利用该大学20年前在福建南部地区高血压普查时建立的17年随访资料库做了回顾分析,探讨了原发性高血压与肿瘤的关系。结果发现各类肿瘤患者70例中,有69例死于肿瘤,其中包括确定性高血压病 35 例,临界高血压患者 9 例,初始血压正常者 26 例。采用单因素分析,显示出年龄、性别、饮酒、收缩压(SBP)和舒张压(DBP)5 个因素是影响肿瘤发生的危险因素。高血压病患者发生肿瘤的危险是血压正常者的 2.15 倍。因此,认为发生肿瘤的危险性随着血压升高的程度而增大,年龄越大发生肿瘤的危险性也越大,但高血压病患者易患恶性肿瘤的年龄段主要在 40～50 岁之间。

86. 盐与高血压有关系吗?

盐与高血压的关系近几十年来一直是流行病学工作者关注的热点问题。70～80 年代人们提出截然不同的两种观点。有些研究表明,饮食中盐含量过高可引起高血压;而有些研究资料则表明,盐摄入过多反而会使血压下降。但大多数专家的观点比较一致,即饮食中盐过多是引起高血压发生的重要原因。证据如下:

(1)在世界不同地区居住的原始部落中,人们不吃盐,未见有高血压发生,而且血压也不像文明社会那样随着年龄而增高。如巴西北部的印第安人,每天尿钠排泄量平均仅 1 个毫摩尔(1 毫当量),其 40～49 岁男性的平均血压为 14.3/8.9 千帕 (107/67 毫米汞柱),女性平均血压 13.1/8.3 千帕 (98/62 毫米汞柱)。

(2)人们会提出上述无高血压的情况,可能归因于其它生活方式的不同,但对生活在类似条件下的人群进行比较发现,血压与饮食中的钠摄入量直接相关。无高血压的原始人群,如采用现代生活方式,包括饮食中钠含量增加,血压也随之上升,并会出现高血压。

(3)大范围的人群调查发现,盐摄入水平与高血压发生率呈明显的相关性。就个体而言,尿钠排出量也与血压水平呈正相关。

(4)高血压病人限制钠盐后,血压下降。有人发现,严格限制钠盐,每天少于 8 毫摩尔(8 毫克当量),血压明显下降;而如不太严格地限制钠盐,在 75～100 毫摩尔/日(75～100 毫克当量/日),则多数病人血压呈中度下降,但并非全部病人血压都下降。

(5)尽管在人类很难确切表明盐的摄入会引起高血压,但在动物实验中却较容易见到。在有遗传缺陷的动物饮食中加入的盐越多越早,血压就越高。

(6)在鼠饮食中增加钾盐能预防钠盐的致高血压作用。原始部族的人们不吃钠盐而无高血压,可能与他们服食大量钾盐有关。

综上所述可以肯定,盐的摄入量与高血压的发生有明确关系。但高血压的发生是多因素相互作用的结果,因为,在西方社会几乎所有的人都习惯于高盐饮食,其中却只有 20％发生高血压,所以存在着是否对盐敏感的问题。实验结果已充分说明,短期内摄入高钠饮食,如 200～400 毫摩尔/日(200～400 毫克当量/日),维持 10～30 日,可使部分血压正常或临界状态的被观察者血压上升 10％或 1.33 千帕(10 毫米汞柱)。

87. 多吃盐为什么会使血压升高?

前面已经谈到,饮食中盐的摄入量与高血压的发生密切相关。人们不禁要问,多吃盐为什么会引起高血压呢?

(1)饮食中钠摄入量增加,可使过多的钠离子在体内潴留,钠潴留必然导致水潴留,使细胞外液量增加而使血压增高。

(2)细胞外液中钠离子增多,细胞内外钠离子浓度梯度加大,则细胞内钠离子也增多,随之出现细胞内水肿。小动脉壁平滑肌细胞的肿胀致管腔狭窄,总外周阻力加大,血压增高。

(3)细胞内钠离子增多,抑制钠-钾交换,从而使更多的钙经电压敏感性钙通道进入细胞内。血管平滑肌细胞内钙增多,平滑肌收缩,外周阻力加大,血压升高。

(4)细胞内钠离子增多使细胞内外钠的电化学梯度减小,从而减少了经钠-钙交换机制的钙外流。

(5)交感神经末梢突触前膜细胞内钠离子增多,触发钙依赖性的去甲肾上腺素的释放,去甲肾上腺素又使贮存的钙释放。

(6)高钠的摄入增加了对外源性去甲肾上腺素升压作用的敏感性。

(7)高钠摄入增加了血管壁上血管紧张素 Ⅱ 受体的数目。

(8)高钠摄入增加肾脏 α_2 受体的数目。

(9)高钠摄入兴奋交感神经中枢,增加下丘脑去甲肾上腺素的含量及摄取,增大对下丘脑神经元刺激的升压反应。

以上所述均有一定的实验根据,但有些学者则持不同意见。总的说来,多吃盐使血压升高的确切机制尚不清楚,有待于进一步的研究证实。

88. 激肽释放酶-激肽系统与高血压的关系是什么?

目前尚无资料能确证激肽释放酶或激肽活性异常是哪一类实验性高血压或人类高血压的原因(或是一种代偿性变化)。但是,近 10 年来的许多发现和报道不断对循环系统内和某些器官中的激肽原-激肽-激肽释放酶-激肽酶系统的作用提出了新见解,且在某些高血压(或非高血压)性疾病,该系统出现异常。

(1)激肽释放酶-激肽系统:血浆和腺体的激肽释放酶均属丝氨酸蛋白酶。血浆的激肽释放酶在分子量、其它理化性质、免疫特异性、形成的产物和抑制剂方面,不同于腺体激肽释放酶。目前尚无资料提示血浆的激肽释放酶与高血压性疾病之间有任何关系。典型的腺体激肽释放酶和激肽系统的组成如图2所示。

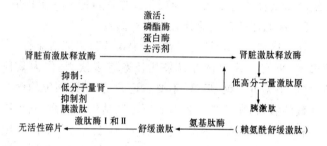

图 2　肾脏的激肽释放酶-激肽系统

(2)激肽释放酶、激肽与高血压模型:自发性高血压大鼠(SHR)尿激肽释放酶的排量较正常血压对照组大鼠(WKY)的为低,且对限钠无反应。年轻的、易卒中自发性高血压大鼠(SHRSP)尿激肽释放酶的排量比对照组大鼠明显增加,而且如给刚出生的易卒中自发性高血压大鼠服用 6-羟多巴胺 10日,则可使血压和激肽释放酶排泄量均降至正常对照组水平。

(3)激肽释放酶、激肽和人类高血压的关系:①原发性高血压(E-HT)。对正常血压或无肾功能受损的高血压进行研究证实,无肾功能障碍的患者激肽释放酶的排泄量较正常血压者明显降低。目前已知,除饮食摄入电解质外,种族差异和肾功能状态也都是影响尿的激肽释放酶活性水平的重要因素;在正常人速尿增加激肽释放酶尿排量,但在高血压者速尿则明显降低激肽释放酶尿排量。②继发性高血压。大多数但并非所有的原发性醛固酮增多症病人的激肽释放酶尿排量是升高的。多数肾血管性高血压病人的激肽释放酶尿排量低到不能被测出程度。有人测定了几例嗜铬细胞瘤病人尿的激肽释放酶排量,总的说来是升高的。因儿茶酚胺能强烈刺激某些部位(如唾液腺)的激肽释放酶释放,故进一步探讨交感神经系统与激肽释放酶-激肽之间的相互作用可能有一定价值。

89. 高血压病病人为什么应当忌酒?

饮酒已成为一种社会习惯。不少人认为酒能活血行气,壮神御寒,更有人认为自古以来凡长寿者多饮酒。作为某种例外,这似乎无可非议。但是,不要忘记的是,所有酒类均含有一定度数的酒精,尤其是各种白酒所含酒精浓度更高。酒精毕竟是一种对人体有害的成分。这一点对于已经患有不同程度的高血压患者来说,尤应切记,千万不能麻痹大意。酒精对消化道粘膜、肝脏、中枢神经系统均有不同程度的损害作用。酒精还可增加机体对许多化学毒物的感受性。当酒精中毒时,机体内的维生素 C 及叶酸极易出现缺乏,而这对高血压病、冠心病、动脉硬化症患者来说是非常可怕的。据实验报道,饮用酒精的中毒剂量为75毫升～80毫升,致死量为250毫升～500毫升。血流中酒精浓度达 0.4%～0.5%时,即可导致死亡。酗酒者必短命,嗜酒者的心血管疾病发病率可高达59%;嗜酒者的病死率比一般人高2～3倍以上,其中30%～50%的人死于心血管疾病。因此,戒酒是预防高血压病、冠心病的重要措施之一。

据美国杂志报道,过度饮酒可使血压升高,降压疗效较差,并可导致顽固性高血压。为了控制高血压,提出饮酒应适当,即每日乙醇量不超过 30 毫升,这相当于 60 毫升纯威士忌,或大约240毫升葡萄酒,或 720毫升啤酒。故从防治高血压病的角度出发,应当忌酒。

90. 高血压病病人为什么必须戒烟?

据报道,目前全世界约有一半以上的男人和约占 1/4 的女人吸烟,而且大有有增无减之势,这不能不成为一个值得关注的社会问题。可是,却有人认为吸烟可以提神醒脑。其实不然。人在感到疲劳时,吸上几口烟也许会产生某种程度的兴奋作用。然而这种由吸烟的刺激所引起的神经系统的兴奋只是短暂的,随之而来的则是麻痹作用。香烟吸得越多,烟中的有毒物质对神经系统的毒性作用就越严重,使大脑皮质的正常生理功能失去平衡,自主神经系统发生紊乱。据世界卫生组织前几年所公布的资料,因吸烟而死亡的人数比车祸的多 3 倍。美国一位好心的医生,对 30~54 岁年龄组的 4 万名吸烟和不吸烟者进行了长达 11 年之久的追踪观察,结果表明,吸烟者的病死率是不吸烟者的 2.5 倍。而且多种疾病的病死率吸烟者与不吸烟者相比较有着明显的差异。例如肿瘤病死率,吸烟者是不吸烟者的 2.6 倍;循环系统疾病的病死率为 2.7 倍,特别是冠心病的病死率为 4.7 倍。还有人指出,吸烟可以使人的寿命减少 11 年。由此可见,吸烟是危害人类健康的大敌,更是心血管病的"祸首",应给予重视。

吸烟可以通过几条途径对心脏血管造成不良的后果。比如说尼古丁能刺激心率加快、血管收缩、血压升高;还能通过交感神经,使心率加速、血管收缩;通过促进肾上腺释放儿茶酚胺,也能使心跳加快、血管收缩、血压升高等。

目前研究表明,虽然尼古丁可迅速地增加动脉血压,但长期吸烟与高血压发病率增高却无一致的关系。然而吸烟者发生肿瘤和肺部疾病的危险性则肯定增加,并且可使冠心病和猝死的心血管危险性增加 1 倍以上。吸烟者的恶性高血压和蛛网膜下腔出血的发病率较高。此外,吸烟可使病人对降血压药物如心得安的敏感性降低,以致不得不加大用药剂量才能达到类似于非吸烟者所用药物剂量的疗效。已证明戒烟的好处是肯定的,因此,各种治疗高血压措施的一个关键问题是应该劝告病人戒烟。

91. 什么样的抗高血压药物为理想降压药?

理想的降压药具有以下6点:

(1)对卧位、立位和运动时血压均有降压作用。

(2)无反射性心动过速和直立性低血压。

(3)每日1次口服的长效降压药物,作用持续24小时。

(4)降压同时维持和增强心、脑、肾等重要脏器血液供应。

(5)改善病人生活质量,副作用小,长期应用对血糖、血脂、尿酸、电解质等代谢无不良影响。

(6)可以逆转因延误治疗所致的脏器病理性损害。

92. 通常所讲的短、中、长效降压药物是什么意思?

短效降压药物指药物进入体内后,起效迅速,有效浓度维持时间相对较短,药效消失快,不易产生蓄积。通常短效钙离子拮抗剂,如心痛定(硝苯地平)片,口服10分钟起效,作用维持6~7小时,每日3次服药。短效药物有起效快的优点,但维持疗效需多次服药,同时体内药物浓度波动大是其缺点。中效降压药物如伲福达(长效心痛定片),药物进入体内后,药效能维持12小时,此类药物服药次数较短效降压药物少(一般每日2次),体内药物浓度波动较短效降压药物小。长效降压药物指一次用药,药效能维持18小时以上,体内药物有效浓度维持时间长,治疗、预防效果好。如氨氯地平(络活喜),体内生物半衰期约为30小时,药效持续时间长,采用每日服药1次,即可获得满意的疗效。

93. 何谓缓释制剂、控释制剂?

缓释制剂指口服药物在规定溶剂中,按要求缓慢地非恒速释放,且每日用药次数与相应普通制剂比较至少减少 1 次或用药间隔时间有所延长的制剂。控释制剂指口服药物在规定溶剂中,按要求缓慢地恒速或接近恒速释放,且每日用药次数与相应普通制剂比较至少减少 1 次或用药间隔时间有所延长的制剂。这两类制剂有以下特点:①对半衰期短的或需要频繁给药的药物,可以减少服药次数,如普通制剂每日 3 次,制成缓释或控释制剂改为每日 1 次。可以大大提高病人服药的顺应性,使用方便。特别适用于需要长期服药的高血压患者。②使血药浓度平稳,避免峰谷现象,有利于降低药物的毒副作用。如硝苯地平的普通制剂,体内消除半衰期约 2 小时,需每日 3 次用药;缓释片体内消除半衰期延长,每日需用药 2 次;控释片拜心通 GITS(Adalat GITS)是渗透泵控释片,可恒速释放药物,使血中药物浓度稳定地保持有效水平,平稳控制血压,服用 1 次,药效可维持 24 小时以上,疗效满意。

缓释、控释制剂主要有以下几种:①骨架片:亲水凝胶骨架片(含胃内滞留漂浮片)、蜡质骨架片、不溶性骨架片。②缓释或控释颗粒(或微囊)压制片。③缓释或控释胶囊(内含小丸或颗粒或小片)。④渗透泵控释片。⑤透皮给药系统。⑥避孕给药系统、植入剂、眼用控释膜剂。⑦脉冲式给药系统与自调式给药系统。缓释、控释制剂一般适用于半衰期短的药物。缓释、控释制剂与普通剂的区别见图 3。

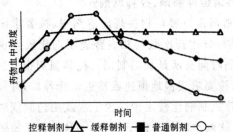

图3　缓释,控释和普通制剂药-时曲线示意图

控释制剂-△　缓释制剂-■　普通制剂-○

94.用何种饮料送服降压药为好？

用葡萄汁送服降压药物效果好。加拿大西安大略大学的研究者在英国医学刊物《柳叶刀》上说,研究发现,人们用葡萄汁代替开水送服降压药后,血液中药物含量比用开水送服时的明显增加,但用柑橘汁送服药则没有这种效果。研究人员说,这是证明柑橘属果汁与药物之间的药物动力相互作用的第一个例子。葡萄汁可能是通过帮助消化系统吸收药物来使血液中的药物含量增加的。他们认为应该对这种相互作用进行研究,因为它可能影响许多药物的功效以及药物引起的有害的副作用的程度。研究人员说,人们常常在早餐时服药并饮用柑橘汁,因此,进一步弄清这种可能存在的食物与药物间的相互作用很重要。

95. 高血压引起靶器官损害是什么意思？

根据1999世界卫生组织/国际高血压学会的高血压治疗指南中指出,高血压引起靶器官损害主要有以下4个方面：

(1)左室肥厚(心电图、超声心动图和放射学证据)。

(2)蛋白尿和(或)血浆肌酐轻度升高(106.0～176.8微摩尔/升)。

(3)动脉粥样硬化性斑块的超声或放射学证据(颈、髂、股动脉、主动脉)。

(4)普遍性或局限性视网膜动脉狭窄。

靶器官损害相当于以前世界卫生组织的二期高血压。

既往我们称高血压病靶器官损害,是指高血压引起的心、脑、肾脏器损害。1999 世界卫生组织/国际高血压学会的高血压治疗指南中认为,与高血压有关的临床疾病相当于以前世界卫生组织的三期高血压。与高血压有关的具体临床疾病如下:

脑血管病:缺血性脑卒中、脑出血、一过性脑缺血发作。

心脏疾病:心肌梗死、心绞痛、冠状动脉血管重建术、充血性心力衰竭。

肾脏疾病:高血压肾病、肾功能衰竭(血浆肌酐≥176.8微摩尔/升)。

血管疾病:夹层动脉瘤、症状性动脉疾病。

严重高血压性视网膜病变:出血或渗出、视乳头水肿。

96. 针灸也能治疗高血压吗?

针灸治疗高血压的报道较多,多有较好的疗效,近期降压效果可达 82.5%。实验证明,针刺疗法可调节神经系统,改善心肌代谢,扩张小动脉,使血压下降。①针刺疗法,主要以平肝潜阳为主,佐以对症加减。常用穴如风池、曲池、足三里、太冲。备用穴如行间、太阳、翳风、神门、安眠 I、三阴交、太溪、阳陵泉、阴陵泉、丰隆、内关、关元、气海。中、强度刺激,留针约 10～15 分钟。此外,酌情使用曲池透少海、内关透外关的针法。②耳针疗法。常用穴如皮质下、降压沟、神门、心区、交感。方法,一般留针 1～2 小时。③水针疗法。常用穴如足三里、内关、合谷、三阴交、太冲、曲池。穴位分组交替使用,每穴注射 0.25%盐酸普鲁卡因 1 毫升,每日 1 次或利血平 0.1 毫克,隔日 1 次。注射 10 次为 1 个疗程。④穴位埋线。常用穴如血压点、心俞、曲池、足三里。每次埋一组穴,埋线时间为 15～20

日，两组交替使用。⑤皮肤针疗法。常用穴有脊椎两侧，以腰骶椎为重点叩打部位，并可兼叩刺颈椎、前额、后脑及眼区。在四肢末端、掌心、脚底也可配合叩打，方法是采用轻刺激。叩刺先从脊椎部叩起，一般自上而下，先内侧后外侧，然后再叩刺颈、头等部。⑥拔罐疗法。常用穴有背部第一侧线的穴位，以及肩髃、曲池、合谷、承扶、委中、承筋、委山、昆仑、涌泉、申脉、足三里。可根据具体症状选择拔罐部位。除头部外，可用中或大型罐。一般拔 10 次左右，每次时间 10～15 分钟。⑦头针疗法。常用穴如双足运动区、胸腔区、血管舒缩区。可根据临床症状灵活应用。⑧耳穴埋豆法。亦有一定疗效。

采用针刺法时应注意：精神放松，避免晕针、断针，发现滞针情况应及时排除。血压过高者，在 26.6/15.9 千帕（200/120毫米汞柱）以上，应避免强刺激。多吃素菜，低盐、低脂，戒烟酒及刺激辛辣食物。针刺对原发性高血压的症状改善有一定疗效；对继发性高血压者应积极治疗病因。高血压病少用灸法。临床也有用灸足三里、绝骨、内关见效的。

97. 降压治疗对发生心血管危险有什么影响？

随机对照的临床试验表明，收缩压降低 1.33～1.87 千帕（10～14 毫米汞柱）和舒张压降低 0.667～0.800 千帕（5～6毫米汞柱），可使脑卒中减少 2/5，冠心病减少 1/6，欧美人群中主要心血管病事件也减少 1/3。血压降低对心血管病危险的绝对效果估计，见表 9。

Ⅰ级高血压病人，大多数单一用药治疗可降低血压 1.33/0.667 千帕（10/5 毫米汞柱），但对于Ⅱ、Ⅲ级高血压病人，须采用联合治疗，可降低 2.67/1.33 千帕（20/10 毫米汞柱）或更多。

表 9　血压降低对心血管病危险的绝对效果的估计

患者组	10 年心血管病事件(绝对危险)	每千人年可预防的心血管病事件数(治疗的绝对效果)	
		1.3/0.7 千帕(10/5 毫米汞柱)	2.6/1.3 千帕(20/10 毫米汞柱)
低危组	<15%	<5	<9
中危组	15%～20%	5～7	8～11
高危组	20%～30%	7～10	11～17
极高危组	>30%	>10	>17

98. 高血压病病人能不能补钙?

高血压病病人能不能补钙的关键在于机体是否缺钙。如果高血压病病人伴有骨质疏松,明显缺钙,服用钙剂和维生素 D,对机体是有益处的,同时对保持病人血压稳定,减少降压药的剂量和种类也有益处,部分早期、轻型高血压病人甚至停用了降压药,经过一段时间补钙,病人的骨质疏松、肌肉痉挛等症状亦可减轻,骨关节症状亦有不同程度的缓解。为什么服用钙剂对降血压有好处呢? 现在认为钙可以调节中枢神经及交感神经系统,增加血管内皮依赖舒张因子的生成,减少胰岛素抵抗所致的钙泵活性下降的作用,亦能减轻高钠的升压效用,因此补钙对降压有好处。

甲状旁腺激素对高血压也有影响,如果体内缺钙,甲状旁腺素分泌增多,使骨质里的钙释放出来,以维持血清钙正常浓度。另一方面,甲状旁腺素可使细胞膜对钙离子通透性增加,促使细胞外液钙内流入细胞内,使血管平滑肌紧张度增加,引起血压升高,补充足够的钙之后,血中甲状旁腺素浓度下降,细胞外液钙离子不易进入到细胞内,减轻外周小动脉紧张度,使血压下降。因此,高血压病病人伴甲状旁腺素升高,在用降压药基础上加服钙剂,对降血压有协同作用。有文献报道,补钙摄入可调节中枢神经及交感神经系统,使血管内皮依赖舒张因子生成量增加,减少胰岛素抵抗所致的钙泵活性下降效应,使细胞内钙浓度维持在正常水平,有益于维持正常血压水平。

应该指出的是,补充适量钙和维生素 D 不会引起或加重动脉粥样硬化和钙化。因为补钙后,血液中胆固醇可减少6%,低密度脂蛋白胆固醇减少 11%,而高密度脂蛋白的量保持不变,所以对预防动脉硬化有帮助。补充钙剂的同时加服维生素 D 会不会导致肾结石?回答是不会导致肾结石,还有预防发生肾结石的作用。这是因为维生素 D 可增加肾脏对钙的重吸收,也就减少了产生肾结石的危险。美国哈佛大学公共卫生学院对 45 510 例男子追踪调查了 4 年,发现补钙者患肾结石的危险性可减少 1/3。所以,完全不必忧虑补钙加服维生素 D 会引起肾结石的危险。

应该注意的是不要认为补钙有好处,就不加限制地补钙。过量补钙会引起中毒,有些骨粉制剂含有重金属,长期服用中毒危险性更大。因此一定要了解身体确实缺钙,在医生指导下适量补钙不仅对身体健康有益,而且对治疗高血压也有帮助。

对高血压病病人,适量补充钙和维生素 D 有一定降压效果,但补充钙剂决不能代替降压药,因为高血压病发生机制是复杂的,绝不是单一因素。在使用降压药的同时,联合应用钙剂,可能会有利于控制血压稳定。

99. 婚姻关系紧张可使血压升高吗?

家庭不睦,夫妻经常吵架,是发生情绪波动、紧张的原因之一。一位加拿大医师对 250 人及其配偶观察随访了 3 年,得出了不愉快的婚姻可能是高血压病危险因素的结论。多伦多大学的 Baker 博士发现,婚姻方面有问题者,常常是夜间收缩压高的原因,同时亦观察到舒张压常持续升高。

众所周知,工作环境紧张、情绪波动常致高血压。家庭环境对血压的影响研究得不多。瑞士学者 Suter 博士说,社会及生活环境会从各个方面给人施加压力,有些来自工作方面,有些来自家庭影响,这些压力都可能对血压产生影响,最终导致高血压。因此,为预防高血压病的发生,处理好个人与周围人的关系,处理好家庭、特别是夫妻之间的关系是非常重要的。

100. 门诊及出院后高血压病病人应如何维持长期治疗?

在国内就医的高血压病病人,绝大多数是在门诊治疗,只有严重高血压病病人才得以住院医治,出院后按医生意见继续治疗。应当注意,门诊及出院后的高血压病病人,宜采取长期维持的治疗方法,以达有效的治疗目的。

(1)目标:降压治疗的目标是达到和长期维持血压在18.2/12.0 千帕(140/90 毫米汞柱),而且副作用最小。达到控制血压而又无副作用,有时在治疗方案上需有某些改变。主要的目的是降低心血管疾病的发病率和病死率。

(2)随访观察:为复查和实验室检查而进行随访观察的时间可从几周到几个月,根据临床评价、病人坚持治疗情况、血压控制的程度和伴随的医疗和异常的化验结果而定。应对监护的病人测量站位和仰卧位或坐位的血压。

(3)医生和病人的相互作用:高血压控制不当的一个主要原因是不能长期坚持非药物性和药物性治疗。下面的一些做法,能密切医生与病人的关系,使降压治疗得以长期坚持:①告诉病人的血压水平。②商定控制血压的目标。③让病人确实了解高血压可以控制,但不能治愈;不能根据病人自己的感觉来确定血压的水平;在没有与医生商量时,病人不能停止治疗。④要求治疗尽可能与病人每日的生活方式相结合。⑤病人的家庭应参与治疗。⑥鼓励病人自我监测血压。⑦简化治疗方案,大多数降压药每日可服用 2 次,有的降压药每日仅需服用 1 次。⑧提供简单的口述和书面的指导以及适用于病人的资料,使病人知道有关的药物剂量、预测可能或常见的副作用和治疗目标。⑨询问病人对其诊断的了解程度,并鼓励他们讨论自己的降压药物疗法,报告副作用,提出他们所关心的问题。⑩说明减少药物剂量或为避免副作用而改换药物的意愿。⑪对未能坚持治疗的病人,更应加以注意,安排更多的咨询访视。

101. 高血压病病人什么时候应去医院就医?

通常发现血压增高,就应去医院检查,请医生诊断是原发性高血压,还是继发性高血压,这对高血压的治疗是非常重要的。

一个确诊为高血压病的病人,遇到下列情况时,应马上到医院就医:

(1)胸闷、憋气、心慌、呼吸困难,甚至不能平卧,处于端坐位状态。夜间发作性呼吸困难。

(2)心前区剧烈疼痛,向左肩部、前臂放散,持续时间超过 15 分钟,伴大汗,含服硝酸甘油不缓解。

(3)头痛、头晕,伴手足麻木、无力或视物模糊等。

(4)思维迟钝、困倦或思维不清。

(5)头痛伴有恶心、呕吐。

(6)尿量减少或出现水肿(腰骶部、双下肢等)。

(7)血压急剧升高,伴严重头痛、头晕。

(8)高血压伴血糖升高,血脂升高,血尿酸升高等。

二、高血压病

102. 什么是原发性高血压？

原发性高血压或特发性高血压,亦称高血压病,是指发病机制尚未完全阐明,临床上以体循环动脉血压升高为主要表现的一种独立疾病,约占所有高血压病人的90％,主要是周围小动脉阻力增高所致,血容量与心排血量的增高则为次要因素。

103. 高血压病的发病机制是什么？

高血压病的发病机制尚待阐明。其病理生理是多因素的,动脉压不仅决定于血管阻力,也决定于输出量,心脏也参与某些高血压的发病;血管的僵硬程度与血管的充盈程度均是决定血压的因素。上述这些直接影响血管的因素,又受许多其它因素的影响,无论在正常血压或高血压情况下,自主神经系统都促进血压的调节,而这个调节机制是复杂的。影响血压的任何环节发生功能性或器质性病变,都会引起血压升高。目前有多种学说:

(1)精神源学说:认为机体内外环境的不良刺激,引起反复的精神紧张和创伤,导致大脑皮质兴奋和抑制过程失调,皮质下血管舒缩中枢形成以血管收缩神经冲动占优势的兴奋灶,引起全身小动脉痉挛,周围阻力增高,因而导致血压升高。

(2)神经元学说:认为周围小动脉是自主神经系统调节血压的反射弧的靶器官,当此反射弧出现异常情况,可使靶器官——周围小动脉痉挛而致血压升高。

(3)内分泌学说:认为肾上腺髓质分泌的激素中,去甲肾上腺素引起周围小动脉收缩,肾上腺素增加心排血量。肾上腺皮质激素使钠和水潴留,并影响血管的反应性,都可导致血压升高。但多数病人这些激素的分泌无明显增高或仅轻度偏高。因此,很难解释高血压病与儿茶酚胺和肾上腺皮质激素的分泌增多有关,而可能是病人的交感神经系统功能状态与正常人不同,小动脉对微小的儿茶酚胺分泌增多产生强烈反应所致。

(4)肾原学说(肾素-血管紧张素-醛固酮学说):认为肾脏缺血时,肾小球旁器中球旁细胞和(或)血钠减少、血钾增多时,致密斑细胞增加肾素(蛋白质水解酶)分泌,肾素进入血循环中,在氯化物激活酶的活化作用下与肝合成的血管紧张素原(α_2 球蛋白)形成血管紧张素 I(10 肽)。血管紧张素 I 经过肺及肾循环,在转化酶的作用下,形成血管紧张素 II(8 肽),后者又经酶作用脱去天门冬氨酸转化为血管紧张素 III(7肽)。血管紧张素 II 可使周围小动脉强烈收缩和心脏搏动加强而致血压升高(血管紧张素 III 的升压作用较弱)。它们还作用于肾上腺皮质球状带,促使醛固酮分泌增加,引起钠潴留和血容量增加,从而增加血管对儿茶酚胺和血管紧张素 II 等使血管收缩反应的敏感性,但同时也抑制肾素的分泌。然而不是所有高血压病病人都有肾素分泌的增多,检查证明,54%～64%的高血压病病人血浆肾素活性正常,20%～30%病人低于正常,约 16%病人高于正常。在肾原性高血压的发病机制中肾素-血管紧张素-醛固酮系统起重要作用,但显然只能解释部分高血压病的发病机制。此外肾脏还能通过某些前列腺素和胰舒血管素的扩张血管作用而调节血压。

(5)遗传学说:认为本病具单基因异常遗传特性,可能在某一生化机制中存在缺陷;也有人认为本病的异常遗传特性是多基因的,多个遗传因子通过不同的机制影响血压而引起总的血压升高。

(6)过多摄钠学说:认为钠潴留使细胞外液增多,引起心排血量增高,小动脉壁的含水量增高,引起周围阻力增高;细胞内、外钠浓度比值的变化引起小动脉张力增高,均使血压升高。也有人认为在本病发病机制中钠的作用是有条件的,仅对有遗传缺陷的人才起作用。

近年来研究提示,徐缓激肽和激肽系统及某些前列腺素有强大的舒张血管作用,其它盐类固醇有时也起重要作用。这些激素的生理效应正在继续研究中。神经递质及受体的研究亦是高血压病研究中的新动向,尤其是阻断肾素轴,不同受体和神经递质合成药的问世和应用,为高血压病发病原理的研究提供了新途径。上述因素影响血流量和血管阻力之间的平衡而引起高血压病。目前看来,血管阻力异常似较心排血量异常更为重要,小动脉收缩的原因业已明了,正在研究收缩器的组成部分。有资料说明,细胞膜异常(一种或多种),如膜钙泵缺乏,使细胞内、外钙平衡失调,这可能是家族性高血压病的原因之一。

此外,大脑皮质功能障碍可引起交感神经兴奋,使肾上腺髓质分泌肾上腺素和去甲肾上腺素增多,进而促发高血压病的发生。

祖国医学认为本病与肝、肾有关。体质的阴阳偏盛或偏虚、气血功能失调是发病的内在因素。其发病机制为上实下虚,上实为肝气郁结,肝火、肝风上扰,气血并走于上;下虚为肾阴虚损,水不涵木,肝失滋养,而致肝阳偏盛。日久阴损及阳,又导致阴阳两虚,出现相应的证候。一般情况下早期多为肝阳偏盛,中期多属肝肾阴虚,晚期多属阴阳两虚。

综上所述,高血压病发病机制见图4。

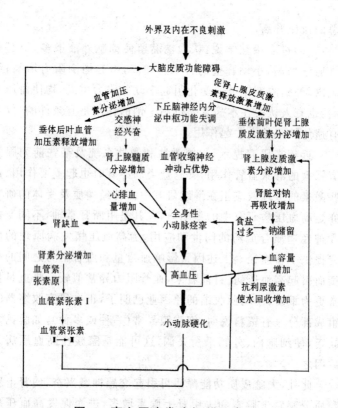

图 4 高血压病发病机制示意图

本图显示来自外界环境和体内的不良刺激,导致大脑皮质功能障碍,下丘脑神经内分泌中枢功能失调,血管舒缩中枢形成以血管收缩神经冲动占优势的兴奋灶,引起全身小动脉痉挛,周围血管阻力增加,血压升高。小动脉长时间痉挛,导致脏器缺血,肾缺血时,肾小球旁细胞分泌肾素增多,作用于血管紧张素原形成血管紧张素Ⅰ,后者转化为血管紧张素Ⅱ,又转化为血管紧张素Ⅲ,其中特别是血管紧张素Ⅱ使全身小动脉痉挛加重。大脑皮质功能失调可能引起下丘脑和垂体分泌和释放血管加压素以及促肾上腺皮质激素释放因子和促肾上腺皮质激素分泌增多,肾上腺皮质激素增多,使小动脉痉挛、钠和水潴留。血管紧张素Ⅱ和Ⅲ刺激肾上腺皮质,使醛固酮分泌增多,又引起钠潴留,血容量增多。这样血压的增高就更巩固。

104. 高血压病易发心血管病的危险因素有哪些?

根据 1999 世界卫生组织/国际高血压学会的高血压治疗指南内容,高血压病易发心血管病的危险因素包括以下两个方面:

(1)用于危险分层的危险因素:①收缩压和舒张压水平(1～3级)。②年龄,男性>55;女性>65 岁。③吸烟。④总胆固醇>6.5 毫摩尔/升(250 毫克/分升)。⑤糖尿病。⑥心血管病家族史。

(2)影响预后的其他因素:①高密度脂蛋白(HDL-C)胆固醇降低。②低密度脂蛋白(LDL-C)胆固醇升高。③糖尿病伴微量蛋白尿。④肥胖。⑤静坐的生活方式。⑥纤维蛋白原升高。⑦高危社会经济状况。⑧高危种族。⑨高危地区。

105. 高血压病与遗传有关系吗?

答案是肯定的。遗传基因长期被人们假设是引起原发性高血压的一个重要因素。早在 18 世纪就有人提出高血压病(原发性高血压)与遗传基因有关。之后,许多人观察到,家族有高血压病史的发病率高,提示有遗传的内在因素存在。父母患有高血压病,则子女发生高血压病的机率较高,是父母无高血压病者的 2 倍。上海高血压病研究所也对高血压病病人遗传因素进行了研究,结果均认为高血压病遗传史十分明显,提出了高血压病是一种遗传性缺陷,是这种遗传缺陷对应激的血管反应。据对 100 例原发性高血压住院患者统计,有家族高血压病史者占 30%,证明遗传与高血压病有关。有人认为,高血压病的发生是遗传因素与一系列环境因素相互作用的结果。还有的研究发现,在影响血压变化的因素中,遗传因素占 25%。

106. 年龄与高血压病也有关系吗?

高血压病(原发性高血压)发病率随年龄增长而增加。有些统计资料表明,40 岁以下仅占总患病数的 10% 左右,40 岁以上占总数的 90% 左右。我国资料表明,4～14 岁发病率为 0.86%,15～20 岁为 3.11%,20～29 岁为 3.91%,30～39 岁为 4.95%,40～49 岁为 8.60%,50～59 岁为 11.38%,60～69 岁为 17.23%。由此可见,40 岁以后发病率明显增加。女性还常发生绝经期高血压,这也提示随年龄增长而发生的内在生理变化或长时间的外界因素作用,适于本病的发生。

107. 高血压病是否与职业和环境有关系?

职业和环境与高血压病的发生有一定关系,在不同职业中高血压病的患病率有较明显差异。在工作繁忙而又紧张,注意力需要高度集中,体力活动较少的职业,尤以脑力劳动为主的职业人员,如售票员、报务员、会计、教师等患病率高,见表 10。

表10　1959年上海市各种主要职业成员127 607人高血压患病率(%)

职　　业	男 检查人数	男 患病率	男 矫正患病率	女 检查人数	女 患病率	女 矫正患病率	合计 检查人数	合计 患病率	合计 矫正患病率
重工业									
高温工人	1 014	3.55	5.41	34	—	—	1 048	3.44	5.41
其他工人	13 997	3.74	8.23	982	3.67	7.40	14 979	3.73	7.84
轻工业									
纺纱工人	1 228	4.88	6.87	5 444	5.77	6.61	6 672	5.61	6.74
织布工人	768	4.82	5.63	1 992	4.77	6.08	2 760	4.78	5.84
烟草工人	407	12.78	9.42	523	8.80	6.07	930	10.53	8.01
其他	2 173	7.04	7.63	64	—	—	2 237	6.97	7.63
机器工人	9 826	6.47	7.43	5 932	4.55	6.96	15 758	5.75	7.20
交通运输员	2 510	12.79	11.39	—	—	—	2 510	12.79	11.39
售票员	2 796	11.23	12.11	181	0.55	2.13	2 977	10.59	11.30
其他	1 413	9.20	8.92	2	—	—	1 415	9.19	8.92
一般工人	6 869	7.99	7.52	1 819	5.88	7.30	8 688	7.40	7.46
农民	7 544	2.08	1.81	11 484	2.27	2.06	19 028	2.20	1.95
职员	728	12.77	13.02	182	8.79	9.30	910	11.97	11.27
电报会计等	8 856	8.15	8.42	2 446	3.15	4.28	11 302	7.07	0.44
其他	947	6.65	7.04	593	2.70	5.05	1 540	5.13	6.09
教师	11 118	6.58	6.88	5 735	2.06	1.99	16 853	5.04	4.58
卫生务	738	14.63	10.07	9 152	8.57	8.13	9 890	9.02	9.18
年老在家	1 940	26.60	26.58	4 886	28.08	25.82	6 826	27.65	26.05
其他	891	13.48	9.87	393	10.46	9.47	1 284	12.56	9.68
合　计	75 763	7.02	—	51 844	6.86	—	127 607	6.96	—

有资料表明,农民高血压病患病率低于城市体力劳动者和城市半脑力劳动者,见表11。

表11　1973年城市半脑力劳动者、城市体力劳动者、农民
高血压病患病率(%)

分类	男　性				女　性			
	受检人数	人数	高血压患病率	矫正患病率	受检人数	人数	高血压患病率	矫正患病率
城市半脑力劳动*	10 242	1 618	15.80	14.06	5 551	469	8.44	9.83
城市体力劳动**	51 862	5 772	11.13	11.08	49 768	3 533	7.10	7.11
农　村	14 503	645	4.43	4.67	21 492	745	3.46	2.60

　*　城市半脑力劳动主要包括财贸、邮电、银行、文教系统
　**　城市体力劳动包括重、轻工业系统

高血压病患病率城市半脑力劳动者＞城市体力劳动者＞农村劳动者。可见高血压病患病率易发生在脑力劳动的职业人员,因此,长期脑力劳动的人在40岁以上应注意测血压,如血压升高达到高血压病诊断标准,应予以休息及非药物治疗;若血压仍高者,则给予降压药物治疗,使之恢复正常,以避免长期的血压升高致靶器官损害。

环境因素与高血压病有关。进入高原地区出现反应性血压升高;城市患病率高于农村。但是,包含的因素较复杂,有饮食、职业和噪声等因素,多嗜盐者发病率高,高脂及高糖饮食者发病率高,素食和普通膳食者发病率低。

108. 什么叫缓进型高血压病?

缓进型高血压病起病隐匿,病情发展缓慢,病程长达10至20年以上。早期常无任何症状,偶尔查体时发现血压升高。

个别病人可突然发生脑出血,此时才被发现高血压。高血压往往是收缩压和舒张压均高,起初血压波动较大,易在精神紧张、情绪波动和劳累后增高,去除病因或休息之后血压能降至正常,称为波动性或脆性高血压阶段。高血压经休息后不能转至正常者需要服降压药治疗。收缩压明显升高时,表明合并有主动脉硬化;当发生急性心肌梗死后,血压则可降至正常而不再升高;发生脑出血后,血压也可能持久地降低。早期高血压的患者可表现有头痛、头昏、头胀、失眠、健忘、耳鸣、眼花、记忆力减退、烦闷、乏力、心悸等症状,这些症状部分由于高级神经功能失调所致,其轻重与血压增高程度可不一致。此外,可有鼻出血、月经过多和眼球结膜下出血。后期血压持续在较高水平,伴有脑、心、肾等器官的器质性损害和功能障碍。

109. 缓进型高血压病的心脏表现有哪些?

缓进型高血压病病程长,血压缓慢上升,长期血压升高增加左心室负担,数年至数十年后左心室则因代偿而逐渐肥厚、扩张,最后形成高血压性心脏病。

根据心脏功能的好坏,缓进型高血压病所引起的心脏病变可分为两期,即心功能代偿期和心功能失代偿期。在心功能代偿期,病人除有时感心悸外,其它心脏方面的症状可不明显;心功能失代偿期,病人则逐渐出现左心功能不全的症状,反复或持续的左心衰竭,又可影响右心功能而发展为全心衰竭。病人可在开始时仅于劳累、过饱或说话过多时发生气喘、咳嗽、心悸,以后呈阵发性发作,常在夜间发生,并可有痰中带血,严重时发生肺水肿。体格检查在初期心脏未增大前仅有脉搏或心尖搏动增强有力、主动脉瓣听诊区第二心音亢进;以后随着心脏增大则发现心尖搏动及心界向左下移位,心尖部和主动脉瓣听诊区可闻及Ⅱ～Ⅲ级收缩期吹风样杂音,主动脉瓣听诊区第二心音可因瓣膜硬化及主动脉硬化而呈金属音调；而心力衰竭时，则出现心率增快、皮肤粘膜紫绀、奔马律、肺动脉瓣听诊区第二心音增强，肺部可出现湿啰音；发生右心衰竭或全心衰竭时则出现紫绀加重、颈静脉怒张、肝肿大、下肢水肿、腹水等。

另外，高血压病常可促使动脉硬化。因此，部分高血压病病人往往合并冠状动脉粥样硬化而出现心绞痛、心肌梗死等。

110. 缓进型高血压病的脑部表现有哪些？

所谓缓进型高血压病，又称良性高血压。它是根据高血压病起病缓慢及病情进展情况所划分的两种临床类型，即急进型高血压病和缓进型高血压病中的一种。本病一般起病隐匿，病情进展慢，早期仅在精神紧张、情绪波动或劳累后出现轻度而暂时的血压升高，去除原因或休息后可恢复，以后血压可逐步上升并持续不降或仅有小的波动。在此以前，多数人并无症状，或有头痛、头晕、头胀、耳鸣、眼花、健忘、注意力不集中、失眠、乏力等，后期随着血压持续在高水平，则可出现明显的脑部功能障碍或器质性损害。这些临床表现主要表现在以下方面：

(1)头痛、头晕、头胀是本病常见的症状，也可有头部沉重感或颈项板紧感。高血压直接引起的头痛多发生在早晨，位于前额、枕部或颞部，可能与颅外的颈外动脉系统血管扩张有关。这些病人舒张压都很高，经降压药物治疗后头痛可以减轻。高血压引起的头晕可为暂时性或持续性，伴有眩晕者较少，与内耳迷路血管性障碍有关，血压下降后可减轻，但需注意有时血压下降得过多也可引起头晕。

(2)重要的脑血管病变包括一时性或间歇性脑血管痉挛，可使脑组织缺血而产生头痛、暂时性失语、失明、肢体活动不便,甚至偏瘫。这些表现可持续数分钟至数日,但绝大多数在 24 小时内恢复。如果产生严重而持久的脑血管痉挛,脑循环发生急剧障碍,引起脑水肿和颅内压增高,则病人血压突然显著升高,出现剧烈头痛、呕吐、抽搐、昏迷等表现。

(3)在脑部小动脉硬化的基础上,可发生脑出血或脑血栓形成。脑出血的临床表现与出血部位、出血量多少有关。起病多突然,严重者出现偏瘫以至摔倒,迅速进入昏迷状态,呼吸深沉而有鼾声,心率减慢(或增快),呕吐,大小便失禁,反射消失等。脑血栓形成则起病缓慢,多在休息或睡眠中发生,常先有头晕、肢体麻木、失语等症状,然后逐渐发生偏瘫,一般无昏迷或仅有短暂神志不清。这些表现在祖国医学中即称为中风或卒中,现代医学则称为脑血管意外。

111. 什么是急进型高血压病?

急进型高血压病是指病情一开始即为急剧进展或经数年的缓慢过程后突然迅速发展的高血压病。多见于 40 岁以下的青年人和中年人,临床上表现血压显著升高,常持续在 26.6/17.3 千帕(200/130 毫米汞柱)以上。症状明显,在数月或 1～2 年内出现心、脑、肾的病变。患者容易发生心力衰竭,亦容易出现高血压脑病。这是由于颅内小动脉强烈收缩,血管阻力急剧增加,颅内压显著增高及缺氧所致。患者可能有视力模糊,甚至暂时失明,常见Ⅲ、Ⅳ级眼底病变,视神经乳头水肿、出血及渗出。肾功能急剧减退,表现为持续蛋白尿(＋＋～＋＋＋)、血尿和管型尿。尿比重降低,尿浓缩和稀释功能减退,酚红排泄量减低,血中肌酐和尿素氮增高,尿素或内生肌酐廓清率低于正常,并随肾脏病变的恶化而加重。

急进型高血压病较缓进型高血压病的预后更差。通常平均存活 1 年左右,但如果及早采取积极治疗措施,可能使 5

生存率达 20%～50%。

112. 什么是恶性高血压？如何处理？

以往恶性高血压与急进型高血压病,二者名称通用,恶性高血压称为急进型高血压病。近年来有的学者认为,恶性高血压是急进型高血压病中的最严重阶段。就眼底病变而言,急进型高血压病系指眼底有出血、渗出,伴有或不伴有乳头水肿,而恶性高血压伴有眼底乳头水肿,也就是急进型高血压病包括了恶性高血压。

恶性高血压多见于年轻人,舒张压常超过 18.6 千帕(140毫米汞柱)。病情严重,发展迅速,常常于数月至 1～2 年内出现严重的脑、心、肾损害,出现脑血管意外、心力衰竭和尿毒症,常有视力模糊或失明;肾脏损害最为显著,常有持续蛋白尿(＋＋～＋＋＋)、血尿和管型尿,最后多死于尿毒症。也可死于脑血管意外或心力衰竭。

对恶性高血压的治疗不能拖延。如果不是嗜铬细胞瘤所致,治疗的方法应根据高血压的严重程度和有无并发症,而并非根据病因来做选择。如果有嗜铬细胞瘤的可能,治疗可用苄胺唑啉 5 毫克～10 毫克,快速静脉滴注,或以哌唑嗪 1 毫克口服试验治疗。如上述药物无明显降压效果,则嗜铬细胞瘤的可能性不大。如果对苄胺唑啉有立即的短暂的降压反应,≥4.6/2.6 千帕(35/20 毫米汞柱),持续时间<2 分钟,则有可能为嗜铬细胞瘤,但尚不足以肯定诊断。如果服 1 毫克哌唑嗪后血压降至正常或接近正常,持续 1～2 小时,则应考虑嗜铬细胞瘤诊断,可继续口服哌唑嗪。

恶性高血压无并发症者,一般可将血压在 24 小时内降至21.3/14.6 千帕(160/110 毫米汞柱)以下。利尿剂、β-受体阻滞剂和肼苯哒嗪三药合用常常有效。如无效可用注射剂,如甲基多巴、利血平或肼苯哒嗪等。

有人主张在无肾功能衰竭的情况下使用硝普钠。如果治疗超过 72 小时,必须每日测定血硫氰酸盐浓度,如超过 12 毫克/分升,必须停药。氰化物是本药的中间代谢产物,曾有引起氰化物中毒的报道。

治疗恶性高血压时还应注意,如血压下降过快,可能出现脑供血不足而造成重要器官损伤。①应避免血压突然下降。即刻治疗的目的应是将舒张压控制在 14.6 千帕(110 毫米汞柱)左右。②如血压很高但无高血压脑病或急性血管损伤的表现时,口服降压药物多能取得满意疗效,几天之内可能将血压控制在预期的水平。③静脉应用血管扩张剂合用 β-受体阻滞剂或其它抑制交感神经反射性增加心排量的药物时应特别注意,否则病人可能发生低血压状态。④患有脑血管疾病、脑卒中或一时性脑缺血发作的病人应特别注意,因其对体循环血压突然下降的耐受性更差。⑤应监测颅内压。如精神状况变差时,颅内压可能显著增高,最可能的原因是高血压危象所致的脑水肿。但也可能是抗高血压药扩张脑血管使脑血流量增加所致。

113. 高血压病病人的心电图和心向量图有何改变?

高血压病病人心电图和心向量图有异常改变,但病变程度取决于病程长短及病情进展速度。如果病程长而病情进展快,则心电图及心向量图变化明显。如果病情进展慢且处在病程初期,有的病人心电图及心向量图可示正常。

心脏受累的病人可见左心室肥厚或兼有劳损,P 波可增宽或有切凹,P 环振幅增大,特别是终末向后电力更为明显。偶有心房颤动或其它心律失常。

高血压病左房扩大和左室肥厚心电图的诊断标准:

（1）左房扩大（心电图）的标准：①.在 V_1 终末向量等于或小于－0.44 毫米·秒。②.在任何导联中的 P 波的深切迹的双峰间期大于 0.04 毫秒。③.在 II 导联 P 波间期和 P－R 段之比大于 1.6。④.在 II 导联的 P 波高度大于 2.5 毫米,宽大于 0.12 秒。

（2）左室肥厚的标准：①.Ungerleider 指数≥15%（胸部放射线片）。②.Ungerleider 指数≥10%加下列心电图标准中的两项：ⓐ胸导联最高 R 波和最深的 S 波的总电压大于 4.5 毫伏。ⓑ电轴≤0°。ⓒ ST 段和 T 波向量相差 180°（左室损伤）。

（3）上述所有两种心电图标准均有。

若病情急剧进展,可发展成心力衰竭,此时心电图可示 R_{V_5} 电压增高,T 波倒置,这是高血压性心脏病的左室容量负荷增加,特别是左心室终末舒张压增高之故,需降压、强心、利尿、对症治疗。

114. 高血压病病人的超声心动图有何特征?

高血压病可引起心脏结构与功能异常。心脏结构异常表现为左心室向心性肥厚,主动脉根部内径显著增宽。有的研究表明,高血压病患者右心室前壁也可增厚。早期左心房扩大。

左心室肥厚在大多数病人为对称性肥厚,即室间隔与左心室后壁均增厚,二者舒张末厚度相加可达 21.5 毫米。而左心室内径在正常范围或明显缩小,乳头肌可肥大。少数病人为非对称性肥厚,室间隔明显增厚,左心室后壁轻度增厚或在正常范围,室间隔与左室后壁之比>1.3。老年高血压病病人,可有重度的心肌肥厚,并有左室流出道梗阻,酷似肥厚性心肌病,称高血压性肥厚性心肌病（HHCM）。其与梗阻性肥厚性心肌病（HOCM）的鉴别见表 12。

表 12　高血压性肥厚性心肌病与梗阻性肥厚性心肌病鉴别表

项　　目	高血压性肥厚性心肌病	梗阻性肥厚性心肌病
年　　龄	老年＞60 岁	青、中年 30～40 岁
性　　别	女性多见	男性多见
家 族 史	无	有
高血压史	有	无
肥厚类型	对称性多见	非对称性多见
左心室腔	缩小，呈小管状	缩小，呈新月型
SAM 现象*	少见	多见
收缩功能	↑ ↑	↑
舒张功能	↓ ↓	↓
症　　状	呼吸困难、胸闷、晕厥	同左
治　　疗	β-阻滞剂，Ca^{2+}拮抗剂	同左

*肥厚型心肌病，室间隔增厚为主的患者，当心脏处于收缩期时，二尖瓣前顺前移并靠近或贴上室间隔，引起左室流出道狭窄和二尖瓣关闭不作，即为 SAM 现象。高血压病病人只要发生心肌肥厚(不论何型)均有左心室重量增加。

主动脉内径扩张在 I 期高血压病患者即已发生，随血压升高和心肌重量增加而逐渐明显。当发生左心衰竭时，左心室内径扩大，而左心室壁相对厚度下降。

心肌功能异常。在左心室尚未发生肥厚时，左心室壁顺应性即可减低，二尖瓣 A 峰高于 E 峰，E/A 比率倒转。当左心室肥厚时，左心室舒张功能进一步减低。右心室舒张功能亦受损，心房充盈期与舒张早期流速比值增高，右心室血流减半时间延长，并且，右心室舒张功能受损的程度与左心室舒张功能呈线性相关。

在心功能失代偿期，心肌因过度肥厚而供血不足时，心腔扩大，室壁收缩期增厚率降低，射血分数下降。当出现肺动脉高压时,肺动脉瓣α凹消失,血流加速时间缩短,右心室收缩前期时间延长。

115. 什么是高血压病的阶梯疗法?

目前,在联合应用降压药物方面,趋向于采用阶梯式治疗方案,即先用一种作用缓和及副作用较少的药物,需要时合用2种或3种以上的药物,以后还可加用或改用作用更强的药物。世界卫生组织建议的方案为:

1级:噻嗪类利尿剂或β-肾上腺素能受体阻滞剂、钙拮抗剂、血管紧张素转化酶抑制剂。

2级:利尿剂+β-肾上腺素能受体阻滞剂、利血平、甲基多巴、可乐宁、哌唑嗪或柳胺苄心定。

3级:加用血管扩张剂于上述利尿剂+β-肾上腺素能受体阻滞剂、利血平、甲基多巴、可乐宁或柳胺苄心定。

4级:加用胍乙啶、长压啶,或以之取代血管扩张剂。

1988年美国联合委员会对于高血压的治疗提出修订阶梯治疗方案,其中强调了在用1级治疗之前,应试用非药物疗法,如无效时可采用药物治疗(图5)。在阶梯治疗方法中联合使用具有不同作用的降压药,常以小剂量即可控制血压,而药物的副作用可降低到最小。如果利尿剂不作为首选药物,常可作为第二种选择的药物,因为液体潴留者可能是非利尿剂的副反应,此时,增加一种利尿剂通常可增大另一种药物的作用。当有另外的药物加入并且继续联合应用时,应试图将药物剂量减少,而且如有可能,停用开始选用的药物。

116. 既往将高血压病分为几期?

对高血压病进行分期,有助于掌握病情的发展和制定合理的防治措施。1979年我国修订的高血压病临床分期标准,按临床表现可将高血压病分成三期:

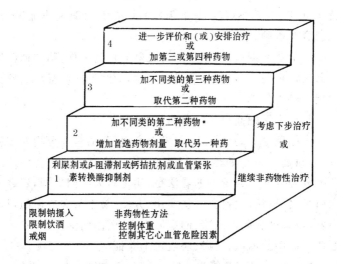

图5　高血压的个体化阶梯治疗

一些病人首选非药物治疗,如控制血压目标未达到,可加用药物治疗。其他的病人可能开始时就需要药物治疗。此种情况下,非药物性治疗可作为辅助治疗。 * 药物如利尿剂、β-阻滞剂、钙拮抗剂、血管紧张素转换酶抑制剂、α-阻滞剂、萝芙木蛇根碱和血管扩张剂

(1)第一期:血压达到确诊高血压水平,临床上无心、脑、肾并发症表现。

(2)第二期:血压达到确诊高血压水平,并有下列各项中之一项者:①体检、X线、心电图或超声心动图检查有左心室肥大的证据。②眼底检查见有眼底动脉普遍或局限变窄。③蛋白尿和(或)血浆肌酐浓度轻度升高。

(3)第三期:血压达到确诊高血压水平,并有下列各项中之一项者:①脑血管意外或高血压脑病。②左心衰竭。③肾功能衰竭。④眼底出血或渗出,有或无视神经乳头水肿。

急进型高血压病(恶性高血压):病情急剧发展,舒张压常

持续在 17.3 千帕(130 毫米汞柱)以上,并有眼底出血、渗出或视乳头水肿。

从上述分期可见,第一期尚无器质性的损伤,第二期已发生器质性损伤,但器官功能尚能代偿,而第三期则损伤的器官功能已经失代偿。

117.中医把高血压病分为哪几型?

中医理论对高血压病(原发性高血压)的辨证分型有多种方式,目前最常用的是以脏腑、八纲、病因、病机、病名相互结合的分型方式。较统一的看法是,病之本为阴阳失调,病之标为内生之风、痰、淤血。故从实用、方便、易于掌握应用的观点出发,可分为肝阳上亢型、阴虚阳亢型、阴阳两虚型、肝肾阴虚型四个证型及内风、血淤、痰阻三个兼证。

肝阳上亢型:表现为头胀、头痛、面红赤、口苦、心烦、舌红、脉弦有力。治则以平肝潜阳,方剂用天麻钩藤饮加减,如天麻、钩藤、生石决明、山栀、黄芩、川牛膝、杜仲、益母草、桑寄生、夜交藤、牛茯神。

阴虚阳亢型:除具有一般阳亢症状外,还有眩晕、心跳、失眠、耳鸣、健忘、脉弦细而数、舌苔黄、舌质绛红。治则以滋肾养肝为主。方剂以知柏地黄丸加减,如熟地、山药、山茱萸、丹皮、泽泻、茯苓、知母、黄柏、生牡蛎、龙骨、龟板等药。

阴阳两虚型:主要表现为四肢冷伴无力、腰酸、头痛、耳鸣、心悸、腿软、舌淡苔白、脉弦细。治则以育阴助阳为主,属阳虚型则用右归丸,由熟地、山药、枸杞子、杜仲、山茱萸、肉桂、附子、菟丝子、当归、鹿角胶等组成;如偏阴虚则用左归丸,由熟地、山药、山茱萸、枸杞子、菟丝子、鹿角胶、龟板胶、牛膝等组成。

风痰兼夹型:主要症状有肢体麻木,言语障碍,神志呆钝,半身不遂,出冷汗,脉细弦,舌苔白腻,舌质红。治则为祛风豁痰,宣窍通络。方剂用导痰汤加减,如半夏、陈皮、茯苓、甘草、枳实、南星等药。

肝肾阴虚型:表现为头晕目涩,腰酸腿软,耳鸣,手足心热,失眠,舌质干红少苔或无苔,脉弦细。治则以滋肾养肝为主。

以上几型兼内风者,可加潜降熄风药;兼血淤者,加入活血化淤之品;兼痰阻者,加豁痰利气之属。

118.常用降压药物有哪些?

目前常用的降压药物,根据不同药理作用机制分为 7 类:

(1)利尿剂:利尿剂的降压机制初始是减少血容量和心排血量,其后是降低周围血管的阻力,心排血量回至正常。

氯噻嗪 1957 年首先应用于临床,作用于肾皮质的亨利袢升支,抑制钠回吸收,可使滤过钠的 $10\% \sim 15\%$ 被排出,并因被排至远曲小管的钠增多,钠在远曲小管被回吸收时使钾离子和氢离子被置换出,故有时呈低钾碱中毒。口服氯噻嗪后 2 小时起效,4 小时达高峰,12 小时作用消失。氯噻酮因与肾组织结合作用,故药效可达 72 小时。若从静脉给药,则起效与药效持续时间均较短,但最大利钠作用与口服时相同。

安体舒通、氨苯蝶啶为保钾利尿剂,安体舒通结构类似醛固酮,是后者的拮抗剂,故在肾上腺功能不全患者中无效。氨苯蝶啶抑制远曲小管中的钠钾交换,减少肾排钾,排钠也较少,占滤过钠的 5%以下。在降压治疗时仅与苯唑噻嗪合用。

速尿、利尿酸钠 1963 年用于临床,属强利尿剂或称袢利尿剂,作用于亨利袢升支,抑制髓质与皮质段袢的钠回吸收。口服 30 分钟起效,2 小时达高峰,4~6 小时作用消失,口服与静注效力相同,但静注 2 分钟即起效,30 分钟达高峰,2.5 小时作用消失,可排出滤过钠的 15%~30%,且由于肾髓质高渗透梯度的减低使集合管对水的回吸收减少。这两种强利尿剂对肾功能不全的患者仍有利尿效果。

临床应用:噻嗪类常用剂量,氯噻嗪 50 毫克,1 日 2 次。苄氟噻嗪 50 毫克,1 日 2 次。环戊甲噻嗪 0.5 毫克,1 日 2 次或 1 日 1 次,可减半或服用 1/4 量。服用利尿剂时无须限钠,但须避免高钠以免中和降压作用。袢利尿剂作用强,初始剂量应小(尤以老年患者或气温高时),以免排钠过多,血压过低。速尿 20 毫克~40 毫克 1 日 1 次或隔日 1 次,偶有用至 1 日 0.1 克,大剂量使用,对听神经有毒性作用。保钾利尿剂为弱降压剂,同其它利尿药合用防止丢钾。常用量,安体舒通 20 毫克,1 日 2 次;氨苯蝶啶 100 毫克,1 日 2 次。凡服保钾利尿剂患者,不再服钾,以免造成高血钾。应经常测定血钾浓度以便于药物调整。

副作用:噻嗪类与袢利尿剂有低钾,不必常规补钾,仅在血钾低于 3.5 毫当量/升或 3.5 摩尔/小时才补钾。当病人吐泻、肌无力、蛋白尿、糖尿和灌肠时需查血钾。凡用保钾利尿剂者至少每周复查血钾。缓释氯化钾 24~48 摩尔,1 日 3 次,足以补充钾,不足者可用倍量。常用口服片剂氯化钾 1.0 克溶于 10 毫升水中,1 日 2 次或 20% 枸橼酸钾 10 毫升,1 日 3 次。

利尿剂可升高尿酸浓度,但无症状,停药可恢复。肾功能良好,而尿酸≤595 微摩尔/升(10 毫克/分升)不必治疗。有痛风史及中、重度肾功能不全者,宜将尿酸控制在 476 微摩尔/升(8 毫克/分升)以下,以防止痛风发作。利尿剂能升高血糖,对糖尿病合并高血压的患者,可应用 β-阻滞剂以替代利尿剂或加用血管扩张剂及钙离子拮抗剂。

钠催离(吲达胺)用于轻、中型高血压,副作用少,极个别病人服药后出现皮疹、低钾等副作用。用量 2.5 毫克～5 毫克,每日 1 次。

(2)交感神经抑制药:胍乙啶、苄胍的作用机制是增加容量血管的扩张程度,降低心排血量,降低外周小动脉阻力,临床用于顽固性高血压,副作用大,目前已被扩血管药、钙离子拮抗剂取代。

(3)中枢交感神经抑制剂:α-甲基多巴、可乐定因副作用大,临床上已很少应用。

(4)β-肾上腺素能受体阻滞剂:心脏选择性的制剂如氨酰心安、美多心安、比索洛尔(康可)、醋定心安、胺甲苯心安;有内源性拟交感活性的无心脏选择性制剂如心得安、心得舒、甲氧苯心安、心得静、硝苯心定、喹诺酮心安、噻吗心安等。

β-阻滞剂可用于轻、中、重各型高血压,单用或与其它药合用,有保护缺血心肌的作用。大剂量β-阻滞剂的副作用能抑制左心功能,诱发哮喘;中枢神经系统方面可有多梦、幻觉、失眠、目糊、头晕、颤抖、共济失调、阳痿、乏力、忧郁,甚至有自杀企图等;应避免高脂溶性的药物(心得安、心得舒、美多心安、噻吗心安、醋丁酰心安等),因易透入中枢神经系统,可改水溶性的制剂如氨酰心安、萘羟心安、甲磺胺心定,能降低中枢神经系统的反应。有忧郁症者禁用心得安,因在消化道方面可出现纳差、恶心、呕吐、腹痛、腹泻等,以及丙氨酸氨基转移酶增高。有肝病者不用通过肝脏灭活的制剂如心得安、心得舒、心得平、噻吗心安、醋丁酰心安、美多心安等,选用不在肝脏灭活的磺胺心安、心得静等;肾脏方面可出现肾血流下降、肾小球滤过率降低、血尿酸升高;在代谢方面,心得安能抑制胰岛素分泌而引起高血糖,宜用有心脏选择性的制剂;其它方面可出现白细胞减少和血小板减少,少见皮疹及脱发者。无心脏选择

性的 β-阻滞剂应用于嗜铬细胞瘤的病人,可能会引起严重高血压及急性左心衰竭。前者与本类 β-阻滞剂并不对抗 α-受体所中介的血管收缩作用有关,后者则与嗜铬细胞瘤病人原来就有的儿茶酚胺所致的心肌病变有关,血压升高时易发生左心衰竭。大剂量 β-阻滞剂中毒反应有心动过缓、血压低、心力衰竭、室性心律失常、房室传导阻滞、低血糖、眩晕、幻觉、嗜睡、昏迷、抽搐等,治疗方面包括一般中毒剂处理,如洗胃,催吐,吸活性炭及泻剂,促进排泄;心动过缓和血压低者可用阿托品、多巴胺及多巴酚丁胺等,也可用透析方法。

(5)血管扩张剂与 α-受体阻滞剂:血管扩张剂有对抗周围血管阻力、改善心脑肾血流的作用,能反射性引起心率加快、水钠潴留,可有头痛、胃肠症状、面潮红等,常与利尿剂或 β-阻滞剂合用以消除或对抗副作用,临床常用的有肼苯哒嗪、双肼苯哒嗪,能直接扩张血管。盐酸哌唑嗪为 α-受体阻滞剂,可出现首剂综合征,应从小剂量开始。长压定仅用于肾衰患者的高血压,可出现多毛、钠水潴留,引起心包积液。低压唑长期服用可致高血糖。

(6)转换酶抑制剂:巯甲丙脯酸、开搏通能降低体循环阻力、肺毛细血管楔压与平均肺动脉压,增加心排血量,用于耐药性严重的高血压或肾性高血压。能使血钾升高、尿醛固酮排出减少。副作用有皮疹、味觉异常、蛋白尿、中性粒细胞减少、骨髓抑制。

(7)钙通道阻滞剂:硝苯吡啶、异搏定、尼卡地平、尼群地平,能抑制钙离子穿过心肌与血管平滑肌细胞膜,使平滑肌松弛,周围阻力降低,且有降压、抗心绞痛作用。口服及舌下含能治疗高血压病急症与急性左心衰竭,一般常规用药,硝苯吡啶10毫克,1日3次。

总之,各类降压药均有自己的降压特点,又各有一定的副作用。合理选择用药是治病的关键。现在主张联合用药,既发挥降压效果,又减少各药的副作用,是最佳的用药方法。

119. 国产常用复方降压药片有哪些?

目前国内常用的复方降压制剂有:

(1)复方降压片:每片含有:利血平 0.032 毫克,双肼苯哒嗪 3.2 毫克,双氢克尿塞 3.2 毫克,异丙嗪 2.0 毫克,利眠宁 2.0 毫克,维生素 B_1 1 毫克,维生素 B_6 1 毫克,泛酸钙 1 毫克,氯化钾 30 毫克和三矽酸镁 30 毫克。

(2)复方罗布麻片或复方降压宁片:每片含有罗布麻叶煎剂干粉 87 毫克,野菊花渗漉干粉 28.5 毫克,硫酸胍乙啶 1.3 毫克,三硅酸镁 15 毫克,氢氯噻嗪 1.6 毫克,硫酸双肼苯哒嗪 1.6 毫克,维生素 B_1、B_6、泛酸钙各 0.5 毫克,异丙嗪 1.05 毫克,利眠宁 1 毫克。

(3)安达血平片:每片含有:利血平 0.1 毫克,双肼苯哒嗪 10 毫克。

(4)北京降压 0 号:每片含有利血平 100 微克,双肼苯哒嗪、氢氯噻嗪、氨苯蝶啶各 12.5 毫克,氯氮草 3 毫克。

以上 4 种常用的降压复方制剂的使用,取决于医生的经验及病人的用药反应。如果病人治疗反应好,血压降至正常或适合病人的血压水平,则可用小剂量维持治疗。目前有人认为复方降压片可加重病人的动脉硬化,这种看法是没有根据的。

120. 高血压病应如何治疗?

(1)轻、中度高血压病的治疗:首选利尿剂。噻嗪类利尿剂降压效果肯定,小剂量或加用其它降压药能减少不良反应。若应用时间长,可引起血尿酸升高,电解质紊乱,如低血钾。对有肾功能不全或血糖升高及糖尿病患者,不宜用双氢克尿塞,可口服速尿。

β-阻滞剂已成为治疗高血压必不可少的药物。现在欧洲人普遍应用β-阻滞剂替代利尿降压药。作为第一阶段用药,单用心得安约有50%的病人能降低血压。如与利尿剂或(和)血管扩张剂并用,约90%以上的高血压患者血压能得到满意控制,而且副作用少,亦可减轻利尿剂所致的低血钾副作用,还可拮抗因和血管扩张剂合用引起的心动过速的副作用。氨酰心安对心脏具有选择性作用,无内源性抑交感神经活性,半衰期6~9小时,多数临床研究表明,经一次服药能使血压持续下降24小时,尤其适用于有心动过速合并高血压的患者;与血管扩张剂、钙拮抗剂或利尿剂合用,降压效果更好。有的人用于治疗严重高血压危象,口服10毫克后12小时内血压逐渐下降,平均收缩压下降7.5千帕(56毫米汞柱),舒张压下降5.3千帕(40毫米汞柱),认为是安全有效的药物。β-阻滞剂可使心功能不全的患者发生或加重心力衰竭,因此对有心力衰竭的患者先用强心剂、利尿剂,然后再合用小剂量的β-阻滞剂,用后心力衰竭无改善,应停服β-阻滞剂(高血压伴有心力衰竭的患者应用β-阻滞剂,必须在医生指导下使用,以避免加重心力衰竭)。高龄患者应用β-阻滞剂应小心,因易引起一些副作用,如严重心动过缓、房室传导阻滞。如确属适应证,用药后应严密观察心律、心率、心电图,了解有无低心排的症状,如头昏、乏力、活动后出汗、气短等。

钙离子拮抗剂作为降压药已被重视,经临床验证,轻、中度高血压病单用钙离子拮抗剂治疗即可收到良好效果。异搏定、硝苯吡啶和硫氮䓬酮3种钙离子拮抗剂对轻、中度高血压有相同的降压效果。硝苯吡啶扩张外周动脉显著,对心肌有抑制作用,尤其对心力衰竭患者,单用有一些不利影响,和洋地黄类药如地高辛合并应用,则可消除硝苯吡啶对周围血管的抑制作用,而硝苯吡啶也可消除地高辛对心肌传导的抑制作用,二者合用能使心力衰竭患者的心排血量指数明显增加。异搏定对心肌有负性肌力及延长房室传导的作用,故和硫氮䓬酮一样不增加心排血量。因此,硝苯吡啶就成为治疗高血压的首选钙离子拮抗剂。口服进口胶囊心痛定对高血压危象或高血压脑病骤然引起的收缩压过高有降压作用,口含 10 毫克,20～30 分钟内能使血压下降 3.9 千帕(30 毫米汞柱),但若口服片剂则需要 1 倍的剂量方能起到降压作用。一般高血压用药 30 毫克～60 毫克/日,无效者可加至 80 毫克/日。与 β-阻滞剂合用能减少硝苯吡啶的反射性引起的心动过速,并能明显增加降压效果。硫氮䓬酮口服剂量 90 毫克～120 毫克/日,分 3 次口服,与利尿剂合用降压效果好。应指出,硫氮䓬酮用后能减慢心室率,重者用后能使窦性心律从 80 次/分降至 50 次/分,特别是与 β-阻滞剂合用时应密切注意心率变化。钙离子拮抗剂较 β-阻滞剂、利尿剂副作用轻,能用于阻塞性肺疾病患者及低血钾的高血压患者,还能维持心、脑、肾的血流,尤其适用于高血压合并心绞痛的患者。其副作用有头痛、面部潮红,个别患者降压作用强弱不均,致血压波动较大。交感神经阻滞剂,如利血平、可乐定、甲基多巴亦可酌情使用。

(2)重度高血压的治疗:首先一定注意限制钠盐,使 24 小时内尿钠<8.5 摩尔,然后用血管扩张剂,如哌唑嗪;血管紧张素转换酶抑制剂,如巯甲丙脯酸或开搏通;神经节阻断剂,如肼苯哒嗪等药。首次服用哌唑嗪要注意体位性低血压的发生。服药方法是,睡前服盐酸哌唑嗪 0.5 毫克,在服药后 1.5 小时或 2 小时时测血压,如血压下降不明显,次日即可从小剂量开始,0.5 毫克每日 3 次。如果降压效果不理想,可增加剂

量。血管紧张素转换酶抑制剂巯甲丙脯酸、开搏通为一种较强的降压药物，起效快，降压效果满意。作者用该药治疗一组中、重度高血压病 17 例患者，疗程半年，治疗后的上、下午血压下降均较满意。北京协和医院用该药治疗重度高血压病 36 例，有效率达 69.4％，与利尿剂合用有效率提高到 86％。从多年临床应用巯甲丙脯酸和开搏通的降压效果看，后者优于前者，对顽固性高血压，其它降压药无效或疗效不满意时，用该药能达到满意效果；但该药费用较高能增加血中尿素氮及肌酐的浓度，个别人出现皮疹、蛋白尿和粒细胞减少，停药后可消失。

血管扩张剂长压定扩血管作用较强，对严重高血压疗效肯定，特别适用于肾功能不全的患者。副作用有多毛、水钠潴留及水肿，与巯甲丙脯酸合用能增强降压效果。目前，应用血管扩张剂、钙离子拮抗剂、肾素-血管紧张素转换酶抑制剂已成为首选药，副作用多的药逐渐被弃用。

对联合用药后降压效果仍不理想，应查明原因：①患者是否服药。②用药剂量是否足够。③摄入的盐是否过多。④患者是否合并继发性高血压。应针对肾脏方面进行检查，必要时进行肾动脉造影检查是否合并肾动脉狭窄，肾实质是否受到损害等情况。

121. 降压药治疗高血压病为什么要从小剂量开始？为什么要坚持长期治疗？长期服降压药有哪些注意事项？

治疗高血压病的降压药种类繁多，在应用时须使副作用减少到最低限度，这是小剂量应用降压药的基本指导思想。多年来经验证明，小剂量的多种药物联合应用不仅可发挥药效，而且亦能减少降压药的副作用，易被患者接受。众所周知，多数降压药均有副作用，大剂量服用会对身体产生不利影响；降压药剂量越大，副作用越多，对身体产生的危害性就越大。因为高血压病程漫长,需长期坚持治疗,用药时间以数月、数年以至于数十年计算,降压疗效和药物副作用均需要兼顾到,即在用药后既达到最大降压效果,又把药物副作用降低到最小限度,无损于身体健康,这是长期治疗的必要条件。

长期服降压药患者应注意以下几点:①长期用药治疗的高血压病患者,应定期进行高血压门诊随诊,以便得到医生的及时指导,随时调整降压药。②应定期对血糖、血钾、钠、氯与肾功能(如尿素氮和肌酐)、血尿酸、尿常规和眼底方面进行检查,及早发现药物副作用,调整药物,使降压药副作用降低到最小限度。③对血糖升高的患者应禁用噻嗪类利尿降压药。④对低血钾患者应注意补钾。⑤若有肾功能不全时应慎用或禁用一些损害肾脏功能的药物。⑥长期口服巯甲丙脯酸应注意补钾及检查肾功能。长期应用β-阻滞剂的患者应定期检查心功能指标。

122. 对血压升高已数年的患者应如何降压治疗?临床上为什么有时同时用几种降压药治疗?

患者血压显著升高已达数年,往往是患者未能长期坚持服药,大多数患者已有不同程度的靶器官(心、脑、肾)损害,因此在用药治疗时不宜使血压降得过快。如血压下降过快过低,将可能导致重要脏器的供血不足,如出现脑血管意外(常见脑的暂时性供血不足、脑血栓形成)及冠状动脉供血不足,冠状动脉血流缓慢有形成血栓的可能。对那些已并发心、肾功能不全的患者应同时治疗。对心功能不全的患者应把血压控制在正常偏低的水平,联合应用一些扩血管药,如硝苯吡啶、巯甲丙脯酸及洋地黄制剂,可收到一定效果;对那些全心功能不全的患者,应用一些减轻心脏前、后负荷的扩血管药,配合洋地黄正性肌力药,或非洋地黄正性肌力药如氨联吡啶酮、多巴酚丁胺,加小剂量利尿剂,治疗效果更好。对同时有肾功能不全的患者,出现明显氮质血症或接近尿毒症期时,应口服一些降低尿素氮和肌酐的药物如氧化淀粉;到了尿毒症期,尿素氮>35.7毫摩尔/升(100毫克/分升),肌酐>619微摩尔/升(7毫克/分升)以上,即应积极采用血液透析,降低尿素氮及肌酐等毒性产物,保护骨髓生血及肝脏的凝血机制,经过积极的血液透析之后,进行肾移植治疗。经验证明,同时联合应用多种降血压药,能提高降压疗效,减少每种药的剂量,减少副作用,使血压平稳下降。

123. 高血压病病人在降压治疗过程中舒张压的危险下限值是多少?

没有人怀疑给高血压病病人降压是有益的。但是,究竟把血压降到多少为好呢?是否有一个超过之后会发生危险的最低点呢?

为了试图回答这个问题,美国医生通过对高血压病病人的跟踪治疗进行了大量研究。他们对《美国医学会杂志》1966年至1989年间发表的478篇文章进行了仔细研究,从中找出13篇文章。这些文章介绍的方法和结论可以使人得出有无他们所称的"J曲线"的结论,这条曲线代表血压与并发症或死亡危险之间的关系。

这些经过分析的研究报告表明了什么呢?首先,治疗高血压病对病人是有好处的,这样可以减少血管疾病。其次,关于高血压引起的并发症如脑血管疾病似乎没有一个最低点。因此,从这个观点出发,把舒张压降至9.3~12.0千帕(70~90毫米汞柱)是合理的。他们指出"不幸的是,这种降压法可能有害,会导致心脏病发作,特别是那些已有心脏病史的病人"。

虽然只有对这一问题进行深入研究才能得出可靠的结

论,但他们建议,保持谨慎和采取妥协的办法,治疗心脏病病人的高血压时,舒张压不要降到11.3千帕(85毫米汞柱)以下为宜。

124. 什么是高血压 NAH 治疗方案?

NAH 是三种降压药(心痛定、阿替洛尔、氢氯噻嗪)英文药名第一个大写英文字母。

1992 年,我国开始采用微机指导和管理高血压患者,这种管理方式是选择三种廉价药物(NAH),从小剂量开始用药,进行个体化临床实验,将其各种临床数据,采用微机执行方案进行。起名为"NAH 个体化治疗高血压微机管理软件"。NAH 代表了三类不同药物的联合用药,剂量是从小剂量开始逐渐加大剂量,即所谓的"阶梯剂量",然后根据患者的症状、体征(血压、脉搏等)及临床生化指标的变化等情况,及时调整药物剂量,将血压控制在正常水平或理想水平。如果患者合并有靶器官(心、脑、肾)损害或糖尿病等,应酌情增加药物。另外随着新药的不断问世,可逐步将一些新药输入到微机程序中供选用。

微机具有独特的存储、统计大样本的功能,又有疗效评分标准,这样使几个月才能完成数千名患者治疗效果的统计工作,只用几分钟就能完成。不但如此,而且对治疗药品的种类、数量、治疗成本的投入与产出能够随时统计出来,同时还能随时提出超期未能及时复诊患者的名单,便于患者的及时治疗。

125. 夏季如何使用降压药?

夏季酷暑,是高血压和心脑血管疾病患者易患合并症的季节。因为夏季天气炎热,多汗,易发生血液浓缩,高血压患者本身血液粘稠度高,这样会诱发心脑血管的血栓形成,导致脑血栓形成,或发生心肌梗死。因此,夏季首先应在医生指导下,适当减少利尿剂的剂量,否则如果利尿剂使用不当,出现血液浓缩而发生心脑合并症。其次注意补充适当水分、盐量(每日应在6克以下),同时保证钾离子的摄入(绿叶蔬菜、水果、豆类、牛奶等)。第三,夏季炎热,出汗多,血压较易降至正常,这时有的患者就自动停药,这是错误的作法,应该在医生指导下,合理使用降压药物维持量,使血压维持在正常或理想水平,防止血压因停药而"反跳"。第四,夏季高血压患者易发生失眠或睡眠质量下降,易出现夜间高血压现象,加重心脑血管损害。因此合理选择长效、对正常血压又无显著影响的药物(如钙离子拮抗剂等),认为是合理的。

126. 科素亚是抗高血压药吗?

科素亚(COZAAR),又名芦沙坦钾(losartan potassium)。该药是一种血管紧张素Ⅱ受体(AT_1)拮抗剂,是新一类型的高血压药物系列中的首创药物。

药理作用:该药可与血管紧张素Ⅱ受体(AT_1型)结合,使血管紧张素Ⅱ不能与血管壁上的血管紧张素Ⅱ受体结合,阻断所有与血管紧张素Ⅱ有关的生理作用(醛固酮释放、水潴留和容量增加),起到血管扩张的作用,达到降低血压效果。

服药方法:大多数病人起始和维持剂量为50毫克,每日1次。治疗3~6周后达到最大抗高血压效应。部分病人剂量可增至100毫克,每日1次。该药谷峰比值大约为70%~80%。对血容量不足的病人,起始剂量应为25毫克,每日1次。可与或不与食物同时服用。对心率、血糖、血脂水平临床上无显著影响。肾损害病人起始剂量无需调整;对有肝功能损害病史的病人,应考虑减少剂量,因为有肝损害病人科素亚血浆药物浓度明显增加。

禁忌证:对该药过敏者禁用。

注意事项：①对双侧肾动脉狭窄或单侧肾动脉狭窄的病人，使用该药有影响肾素-血管紧张素系统的作用，从而引起血尿素氮和血清肌酸酐的增高。②怀孕14～40周的妇女，应用科素亚，可对胎儿肾素-血管紧张素系统的发育产生损伤性影响，甚至发生死亡。当发现怀孕时，应立即停药。③1.5%的病人出现高血钾（血清钾＞5.5毫摩尔/升）。丙氨酸氨基转移酶（ALT）升高罕见，停药后可恢复。④用药过量可出现低血压和心动过速；由于副交感神经（迷走神经）的刺激，可出现心动过缓。⑤尚未发现具有临床意义的药物相互作用。在临床药物动力学试验中，与地高辛、华法令、西咪替丁、苯巴比妥或酮康唑没有显著性的临床相互作用。

副作用：1%的病人发生与剂量有关的直立性低血压；个别病人出现皮疹。应该注意到科素亚没有"咳嗽"的副作用，这就克服了转换酶抑制剂中"咳嗽"的副作用，因此有人建议，如果口服转换酶抑制剂发生了"咳嗽"的副作用，建议停服转换酶抑制剂，而改用科素亚。

127. 倍他乐克治疗高血压病的效果如何？

倍他乐克是美多洛尔的商品名，是一种选择性β-受体阻滞剂，由中国、瑞典合资的华瑞制药有限公司生产。1975年问世后，在治疗高血压、心绞痛、心肌梗死、心律失常等方面都取得了一定的疗效。全国47家用倍他乐克治疗高血压病的协作组，治疗高血压病425例患者，口服100毫克，每晨1次，共4周，总有效率达82.4%，治疗2周后血压逐渐下降，而心率并不随之降低。南京医学院第一附属医院心血管研究室治疗高血压病57例的临床验证表明，降压有效率为71.93%，显效率为43.86%，可明显改善高血压患者的头昏、头痛、心悸、眩晕、胸闷等症状，因此，适用于Ⅰ、Ⅱ期的高血压病病人。其副作用较少,主要是睡眠不佳、乏力、口干、胸闷等,多数能在治疗一段时间后减轻或消失。该药不良反应还可使心率减慢,停药率 6.4%,60 岁以上停药率与中青年病人无明显差别。此药对老年性高血压安全有效,而且患者易于耐受。对降低老年心血管病的病死率和减少粥样硬化并发症方面尤为重要。许多老年高血压患者的心力衰竭不是由于心肌收缩无力,而是由于僵硬的心脏充盈不良引起。在服用倍他乐克后能降低总外周血管阻力,减慢心率,使舒张期延长,左心室顺应性和充盈改善,从而使心搏量、心脏指数、冠状动脉灌流量增加和改善心功能。长期应用时可减少蛋白尿并使大动脉的僵硬度降低,后者对单纯收缩压升高的老年患者可能特别重要。

血压长期升高的患者,如不给予相应的降压治疗就会使左心室的肌肉肥厚(左心室壁肌肉肥厚超过正常左心室壁的厚度即称为左心室肥厚),这是心肌梗死、充血性心力衰竭和猝死的一个重要独立的危险因素。在体表心电图上只能发现 5% 左心室肥厚患者,而在超声心动图上大约能发现 50% 的左心室肥厚患者。研究观察表明,大多数患者用 β-受体阻滞剂后能使左心室肥厚逆转,但一般需要治疗 18～24 个月才能生效。另外,经动物实验表明,β-受体阻滞剂有抗动脉粥样硬化的作用。用胆固醇及椰油喂养的兔在形成典型的动脉粥样硬化斑块后,用倍他乐克治疗,可使斑块明显消退,但血脂无改变。其抗动脉粥样硬化的机制为:①血流动力学因素。即减慢心率,降低血压,从而减少动脉内膜的损伤和血小板的聚集;减少动脉内膜纤维化和血管壁对含胆固醇等大分子物质的渗透性。②生物化学因素。诱发前列腺素的合成,明显减少血浆低密度脂蛋白与动脉壁中蛋白多糖的结合,从而减少脂类在动脉内壁的沉积。

在其它治疗方面,能有效地缓解劳累性心绞痛的发作,特别是对那些心绞痛伴高血压的患者或者因高血压而诱发心绞痛的患者有明显的疗效。静息心电图的总有效率为84.2%,踏车运动试验的总有效率为80%,服药后运动耐受量明显增加。对心肌梗死,它能减轻心脏后负荷。在早期静脉给倍他乐克,之后改为口服治疗,能减少可疑心肌梗死病人的病死率、发病率及各种梗死并发症。已发现倍他乐克对缺血的心肌有救治作用,能显著减轻心绞痛,缩小心肌梗死面积,减少心肌梗死室上性与室性心律失常的发生,再梗死的危险性减少达25%,对有高血压病史的病人再梗死的减少更为确实有效。有人就倍他乐克治疗高血压及预防动脉粥样硬化提出了肯定性的意见,认为高血压病患者的血压增高能增加动脉粥样硬化症的发病率,同时也增加了许多脏器的并发症的危险,使得中风(脑出血和脑血栓)和缺血性心脏病(心源性猝死、致死性心律失常及心肌梗死)的危险性增加。因此,治疗高血压甚为重要,在治疗时应优先采取措施减少缺血性或动脉粥样硬化性心血管病的危险因素。在对倍他乐克(美多心安)预防高血压病病人发生动脉粥样硬化的研究工作中,有10个国家参与了国际性研究,将年龄在40～64岁之间的高血压病患者3 234例随机分组,采用心脏选择性的阻滞剂倍他乐克和噻嗪类利尿剂治疗。倍他乐克治疗组病人总的心血管病病死率和冠心病病死率明显降低。倍他乐克抗高血压治疗未见血总胆固醇增加。有资料证明,该药能阻滞产生动脉粥样硬化的低密度脂蛋白胆固醇复合物进入血管壁,还影响能引起血管损伤的其它局部机制(如前所述)。脂溶性β-阻滞剂,如倍他乐克在这方面优于脂溶性较小的β-阻滞剂。在高血压降压治疗中,选择性β-阻滞剂的副作用也小于非选择性的β-阻滞剂。倍他乐克也将和现代抗高血压治疗药,如钙通道阻滞剂和血管紧张素转换酶抑制剂及利尿剂一样作为一线药物使用。应当指出,在使用倍他乐克时应在医生的指导下进行,这样会避免或减少不良反应的发生;对高血压合并有心力衰竭的患者及心肌梗死后心功能不全的患者,使用倍他乐克时应密切观察服药后的自我感觉,如出现低心排表现,心力衰竭加重,应立即停药;另外,对有心肌梗死后或高血压有潜在心功能不全的患者,用小剂量倍他乐克加小剂量洋地黄制剂,如地高辛,可收到较好的效果。如确实属于交感神经兴奋性增高的患者,小剂量应用倍他乐克是有一定益处的。必须强调,患者应住院在医生指导下小剂量地应用。对明显心力衰竭、各种房室传导阻滞、双束支或三支阻滞,心室率低于60次/分者应列为用药禁忌。

128. 钠催离的降压效果如何?

钠催离亦称吲哒帕胺,是一种非噻嗪类利尿降压药。其作用机制主要通过直接扩张血管而降低血压,利尿作用部位在肾远曲小管的远端,抑制钠的再吸收。口服胃肠道吸收迅速而安全,服药2～3小时后降压效果可达最佳水平,半衰期长达16小时,1日服药1次,1次服1片(2.5毫克),即可达到降压效果。据法国一组轻、中度高血压病2 184例的资料,用该药每日1片,3个月后,65.7%患者的血压能降至正常,平均血压由治疗前的24.6/13.8千帕(185/104毫米汞柱)降至20.6/11.6千帕(155/87毫米汞柱)。作者用该药在门诊治疗18例三期以下高血压病患者,服药时间最长者25日,最短者3日,结果均有效,上午平均血压由治疗前的24.7/14.1千帕(185.8/105.9毫米汞柱)降到18.3/11.6千帕(137.7/87.4毫米汞柱);下午平均血压由治疗前的25.0/14.1千帕(188.0/105.8毫米汞柱)降至19.4/12.1千帕(145.9/90.8毫米汞柱),降压效果肯定,不影响血糖、脂质代谢,对电解质影响也不大,适用于老年中度高血压伴脂质代谢紊乱的患者,肾功能亦不受影响。因此,肾功能不全的高血压病人可以用该药。其副作用有头晕、头痛、嗜睡、消化不良等,停药或对症处理后反应可消失。

129. 阿尔马尔降压特点是什么?

阿尔马尔(almarl),化学名为盐酸阿罗洛尔,是日本住友制药公司生产的一种新型降压药。阿尔马尔既具有 β-受体阻断作用,又具有适宜的 α-受体阻断作用,二者的作用比为 8:1。阿尔马尔通过这种均衡的 α-受体阻断作用,抑制血管收缩紧张度上升所致的末梢血管收缩起到降压作用。大多数病例应用该药 2 周后,收缩压和舒张压开始下降,12 周后可能达到正常血压值,对舒张压显示出特有的降压效果。阿尔马尔无耐药性,连续用 1 年,血压控制稳定。

该药还具有抗安静混合型及劳累心绞痛的疗效。对心动过速性心律失常疗效优良,对室性和室上性早搏可减少早搏次数。此外对原发性震颤,包括姿势震颤和动作震颤症状均有显著效果。对糖代谢、血脂亦无影响。

副作用:3.82%,病人有皮疹、肌肉痛、头晕、眩晕、口干、视力疲劳、耳鸣、失眠、恶心、呕吐、转氨酶升高、低钾、肌酸磷酸激酶升高、心动过缓、早搏、咳嗽、呼吸困难、血小板减少、白细胞增多或减少、嗜酸细胞增多、血非蛋白氮升高、水肿等。

用法及用量:正常成年人 10 毫克,每日 3 次,口服。药量可根据病情加减;疗效不充分时也可加至 30 毫克/日,分 3 次口服。如果用于治疗原发性震颤,可从每日 10 毫克开始服用,根据病情变化或疗效状况可增加至 20 毫克,每日 2 次口服,但最多每日不能超过 30 毫克。

130. 能简单地介绍波依定、络活喜、落普思和拜新同吗？

波依定（PLENDIL、felodipine）、络活喜（NORVASC、amlodipine besylate）、落普思（LOWPRESSURE、nitrendipine）和拜新同（ADALAR GITS30、nifedipine GITS），均属长效慢通道 Ca^{2+} 拮抗剂，药理作用均通过持续拮抗 Ca^{2+} 进入血管平滑肌细胞内，起到扩张血管作用，达到降血压的目的。

（1）波依定（非洛地平缓释片）：属第二代钙拮抗剂。

适应证：高血压。

剂量和用法：使用剂量因人而异，初始剂量为 2.5 毫克/日，维持剂量为 5 毫克～10 毫克/日。必要时可增加药品剂量或伍用其它种类降压药。服药时间最好在早晨起床后，用水吞服。该药不能掰开服用，也不能压碎或嚼碎吞下，以避免影响疗效。服药与进食无关。

禁忌证：孕妇、哺乳期的妇女以及对非洛地平过敏者禁忌服用。

（2）络活喜（苯磺酸氨氯地平片）：属第三代钙拮抗剂。

适应证：高血压、稳定型心绞痛和变异型心绞痛。本药可单独使用，亦可在其它降压药疗效不佳时，加入本品伍用以增加疗效。作为治疗心绞痛药物时，亦可与硝酸甘油类药物和（或）β-受体阻断药合用。

剂量和用法：治疗高血压和心绞痛的初始用量为 5 毫克/日，根据患者疗效反应，酌情增加剂量，最大可增至 10 毫克/日。

禁忌证：对二氢吡啶类钙拮抗剂过敏的病人禁用。妊娠及哺乳期应慎用此药，仅在无其它更安全的代替药物和疾病本身对母子的危险性更大时，才小心地推荐使用本药。

（3）落普思（尼群地平缓释片）：属第二代钙拮抗剂。

适应证:高血压。

剂量和用法:初始剂量为 10 毫克/日,根据病情变化可增至 20 毫克/日。维持剂量为 10 毫克/日。该药比普通的尼群地平片降压效果好,主要表现在降压起效快,过程平稳(依次扩张血管,力度温和,比治疗量大 10 倍时才影响正常血压)。毒副作用少见,药物作用持续时间长(口服吸收良好,达 90% 以上,蛋白结合率>90%)。通常口服 10~15 分钟收缩压开始下降,40 分钟舒张压开始下降,降压作用在服药后 60~90 分钟达到高峰,有效降压时间可持续 20~22 小时。

(4)拜新同(拜心通、硝苯地平控释片):属第二代钙拮抗剂。属长效硝苯地平控释片。

适应证:高血压、稳定型心绞痛。

剂量和用法:成年人 30 毫克/日,如果病情需要可增至 60 毫克/日。最大剂量可分阶段增至 120 毫克/日。可将药片用水吞服,不能咀嚼或掰开后服用。该药可平稳地降低 24 小时血压,T/P 比率接近 100%,较高的 T/P 比率避免了降压作用的谷峰波动。该药不但有降血压的作用,而且有延缓动脉粥样硬化进程的效果,提高对靶器官的保护作用。

禁忌证:硝苯地平过敏者;不能用于急性心肌梗死(包括:梗死后,前 8 天的病人);不能与利福平合用;妊娠及哺乳期妇女禁用;心源性休克禁用。

注意事项:血压很低,收缩压<12 千帕(90 毫米汞柱)的严重低血压患者、明显心衰以及严重主动脉狭窄者应慎用;肝功能损伤应严格监测,病情严重时应减少剂量。有直肠结肠切除术后做回肠造口的患者,禁用本品。

不良反应:头痛,面部及皮肤潮红,燥热,心动过速,心悸,头昏,疲倦或低血压反应,偶有小腿肿胀感。个别病例有胃肠道功能紊乱如恶心、腹泻、皮肤瘙痒、荨麻疹、皮疹,很少发生剥脱性皮炎,长期服用可有男子女性型乳房,牙龈增生,停药后均可消失。其他个别病例可见到高血糖前期症状,肌肉痛,一过性视觉减弱,日排尿量增多,肝功能异常。上述症状停药后均可改善或消失。个别病例可出现损害驾驶能力或操纵机器的能力。胸痛也有发生。

药物相互作用:与其它降压药合用,会增加降压效果;与β-受体阻断药合用时注意低血压反应;与地高辛合用时,将会降低地高辛清除率;与奎尼丁合用时,应监测血浆中奎尼丁浓度,以避免血浆奎尼丁浓度过高。西咪替丁或雷尼替丁可使硝苯地平的浓度增加,使降压作用增强。在长效 Ca^{2+} 拮抗剂中,还有异搏定缓释片,240 毫克/片,初始剂量可用 120 毫克/日,以后根据病情变化,剂量可增至 240 毫克~480 毫克/日。儿童用量应在 40 毫克/日。有肝病患者应以小剂量开始。

禁忌证:显著低血压、充血性心力衰竭、心源性休克、病窦综合征、窦房传导阻滞、$II°$~$III°$房室传导阻滞、心动过缓(<50 次/分)、经旁道的房扑/房颤、急性心肌梗死并发症(心动过缓、显著低血压或左心衰竭)。

131. 能简单地介绍洛汀新、蒙诺、瑞泰、雅施达、抑平舒、诺普顿和捷赐瑞吗?

洛汀新(LOTENSIN,benazepril hydrochloride),蒙诺(MONOPRIL TABLETS,fosinopril sodium tablets),瑞泰(KRITACE,ramipril),雅施达(ACERTIL,perindopril),抑平舒(INHIBACE,cilazapril),诺普顿(NOPERTEN,lisinopril)和捷赐瑞(ZESTRIL,leinopril)七种药物均属长效血管紧张素转换酶抑制剂(ACEI),目前在临床上使用较多的为洛汀新、雅施达等。

（1）洛汀新（盐酸贝那普利）

适应证：适用于各期高血压、充血性心力衰竭。

剂量和用法：治疗高血压的推荐剂量为 10 毫克每日 1 次，如果疗效不佳时，可每日增至 20 毫克。对每日服用 1 次的高血压患者，在给药间隔末期，降压效果可能会减弱，此时每日剂量分 2 次服为宜。单独服用该药有时降压效果不佳，特别在用药前两周，其降压效果往往不理想，此时可加用钙离子拮抗剂、噻嗪类利尿剂或 β-受体阻滞剂（应从小剂量开始）。洛汀新治疗充血性心力衰竭有一定疗效，实际上也是一种辅助治疗。初始剂量为 2.5 毫克，每日 1 次。应该注意该药首次服药后有发生严重低血压的可能，因此服药后应严密观察血压、心率变化。以后可根据病情调整剂量，最多每日口服剂量可达 20 毫克。洛汀新有减少尿蛋白的作用，这可能与该药具有保护肾脏、改善肾功能有关。

禁忌证：对贝那普利过敏者和有血管神经性水肿者禁用。妊娠期该药禁用，因可致胎儿肾损害，脸及头颅畸形，胎儿低血压等。哺乳期也不宜服用洛汀新。

（2）蒙诺（福辛普利钠）

适应证：适用于治疗高血压。可单独使用，亦可与其它类型降压药同时联合使用。

剂量与用法：每日 10 毫克～40 毫克。正常情况下，初始剂量为 10 毫克/日，4 周后，根据血压情况调整剂量。值得注意的是，如果剂量超过 40 毫克/日，降压效果不增加。对肝、肾功能正常的老年人可以按常规剂量应用。有肝、肾功能损害的患者，可以使用此药，但应严密观察肝、肾功能改变。

禁忌证：对福辛普利钠或任何的片剂赋形剂有过敏史者应禁用，妊娠及哺乳期妇女亦禁用。

（3）瑞泰（雷米普利）

适应证：高血压、充血性心力衰竭。

剂量和用法：治疗高血压病人，初始 2.5 毫克，每日 1 次。根据血压反应调整剂量，如果血压下降不理想，可在 2～3 周后增加剂量，最大服用剂量为 10 毫克/日，维持量为 2.5 毫克～5 毫克。值得注意的是，预先服用利尿剂的病人，如果服用瑞泰的话，最初服用剂量应为 1.25 毫克/日。充血性心力衰竭的病人，建议初始剂量为 1.25 毫克/日，根据病情剂量亦可增加，1～2 周后，药量可增加至 2.5 毫克/日。每日最大服用量为 10 毫克。

禁忌证：对瑞泰或任何一种赋形剂过敏的患者；有血管神经性水肿的患者；单侧或双侧肾动脉狭窄者；血流减低性左室流入或流出障碍（如主动脉瓣或二尖瓣狭窄）低血压或循环状态有波动者；紧急透析或血液滤过时，一定要同时避免使用瑞泰；使用硫酸葡聚糖进行低密度脂蛋白分离性输血过程中，也一定不能使用该药及其同类药品；妊娠及哺乳期同样不能使用瑞泰。

（4）雅施达（培哚普利）

适应证：高血压、充血性心力衰竭。

剂量和用法：高血压，首次用量为 4 毫克/日，如果必要时可增加至 8 毫克。老年人推荐开始剂量为 2 毫克/日，必要时可增加至 4 毫克/日。充血性心力衰竭，首次剂量为 2 毫克/日，有效维持剂量为 2 毫克～4 毫克/日。

禁忌证：对本药有过敏史者、儿童禁用。妊娠及哺乳期不宜用本品。

（5）抑平舒（西拉普利）

适应证：原发性高血压和肾性高血压。也可与利尿剂和

(或)洋地黄合用,治疗慢性心力衰竭。

剂量和用法:原发性高血压,剂量为 2.5 毫克～5 毫克/日。用药头两天推荐剂量为 1 毫克,以后根据血压控制情况调整剂量。通常本药服用 2～4 周后才能达到完全降压效果,因此药物剂量的调整应在服药后 2～4 周进行。肾性高血压,应从 0.5 毫克,或更低剂量开始服用,因为这类病人对血管紧张素转换酶抑制剂非常敏感,维持剂量也应个体化。对正在服用利尿剂的高血压病人,加服抑平舒易导致低血压,因此要求在服用本药前停服 2～3 日利尿剂。如果不能停用利尿剂,则应从 0.5 毫克/日开始服用,直至血压稳定,其维持剂量应按个体化原则适当调整。对合并充血性心力衰竭,伴有肾功能不全或无肾功能不全的患者,起始剂量应为 0.5 毫克/日,要求服药前 2～3 日停用利尿剂,以免发生低血压。对肾功能衰竭的病人,应按肌酐清除率进行剂量调整,参照表 13。

表 13　对肾功能衰竭病人抑平舒剂量按肌酐清除率调整

肌酐清除率	起始剂量	最大剂量
＞40 毫升/分	1 毫克/日	5 毫克/日
10～40 毫升/分	0.5 毫克/日	2.5 毫克/日
＜10 毫升/分	0.25 毫克～0.5 毫克/日,根据血压反应,每周 1～2 次。	

血透患者,应在非透析日服用本药,剂量根据血压情况而定。肝硬化病人起始剂量 0.25 毫克～0.5 毫克/日,以防发生低血压反应。老年人开始剂量应以 1.25 毫克或更少剂量,酌情调整剂量,维持量亦应个体化。

禁忌证:对血管紧张素转换酶抑制剂过敏者、腹水患者、孕妇及哺乳妇女禁用。

(6)诺普顿(利思诺普利):诺普顿是新一代非巯基血管紧

张素转换酶（ACE）抑制剂，具有持久、和缓的降压作用，并能减轻心脏前后负荷，改善心功能，消退左心室肥大的效应。疗效长达 24 小时之久。

适应证与剂量：①原发性高血压：初始剂量 10 毫克/日，维持剂量为 10 毫克～20 毫克/日，以后根据血压情况酌情增减剂量。最高剂量可达 80 毫克/日，对重度高血压或单用诺普顿效果不佳可加用利尿剂，如双氢克尿塞。②高血压合并肾功能不全：应根据患者肌酐清除率调整剂量。见表 14。③糖尿病高血压：该药有一定的防止糖尿病进行性肾小球硬化的作用，也不影响血糖调节。初始剂量 10 毫克/日，以后为 10 毫克～20 毫克/日。④充血性心力衰竭：用药后患者症状和体征有明显改善，心功能等级提高，射血分数增加，肺毛细血管楔状压下降，全身血管阻力下降，扩大的心脏变小。初始剂量为 2.5 毫克/日，以后可酌情增至 5 毫克～10 毫克/日。

表 14　对肾功能不全者诺普顿剂量按肌酐清除率调整

肌酐清除率（毫升/分）	起始剂量（毫克/日）
≤70≥30	5～10
≤30≥10	2.5～5
<10	2.5*（包括正在进行透析的患者）

*所用剂量和（或）次数根据血压反应进行调整

副作用：较少且轻微，短暂；较少有体位性低血压等。

禁忌证：对此类药物极度过敏者，注意该药有反应性低血压，肾功能不全及肾动脉狭窄的病例要非常慎重。有过敏性或血管神经性水肿者应停用本品并使用抗组胺药等措施。注意出现喉头水肿者应立刻皮下注射 1：1 000 肾上腺素 0.3 毫升～0.5 毫升，并配合其它抢救措施，以免发生意外。妊娠期、哺乳期妇女必须慎用本品。此外,本品与利尿剂合用时,应注意低血压情况,同时注意电解质状况,特别注意高血钾的危险。

(7)捷赐瑞(赖诺普利):该药可有效地控制 24 小时血压,减少蛋白尿,提高肾小球滤过率,改善肾功能,显著提高胰岛素敏感性,降低急性心肌梗死病死率,逆转左心室肥大,改善心功能不全。

适应证与剂量:①高血压:初始剂量 10 毫克/日,维持剂量 20 毫克/日,根据血压情况适当调整。②急性心肌梗死:首次剂量 5 毫克/日,24 小时后再用 5 毫克,48 小时后用 10 毫克,以后 10 毫克/日。③心力衰竭:初始剂量 2.5 毫克/日,维持剂量 5 毫克～20 毫克/日,然后根据患者病情适当调整剂量。

禁忌证:对捷赐瑞过敏者,有血管神经性水肿者。注意防止出现症状性低血压,尤其是体液丢失或充血性心力衰竭患者。脑血管疾病、缺血性心脏病、主动脉狭窄、肥厚型心肌病、双侧肾动脉狭窄、孤立肾并肾动脉狭窄者使用本药均应警惕。妊娠及哺乳期妇女不主张使用本药,因捷赐瑞与利尿剂合用时,有抗高血压协同作用,故在用本药前,应停用利尿剂,以将症状性低血压出现的可能性减至最小。与保钾利尿剂、钾补充剂和钾盐代用品、消炎痛等一起使用时应谨慎。

副作用:多轻微而短暂,如眩晕、头痛、腹泻、疲劳、咳嗽、恶心、皮疹、直立性低血压、无力等。

132. 服用降压药血压已降至正常,继续服用降压药会不会引起低血压?

目前市场上降压药品种多,各种降压药均有较好的降压效果。如果口服降压药把血压降至正常水平了,继续服用降压药,会不会使血压降的更低而引起低血压,这是许多高血压病人口服降压药后常有的疑虑。

降压药是通过药物途径来干预人体内血压调节机制，达到控制血压的治疗目的。正常情况下，人体有一套完整的血压调整机制，简单地讲，包括心脏(心脏搏出量、心肌收缩力、心脏功能状况等)、外周血管(血管的总外周阻力、弹性和反应性、对递质的敏感性等)、血液(血液粘滞度、循环血量等)。这三大因素都在时刻调整机体血压值，确保人体能够维持正常血压，保证人体正常血液供给和维持各种正常生理功能。正是由于人体中存在有十分精细而又微妙的调节血压机制，所以用口服降压药，将血压降至正常了，继续服药不会引起低血压。比如钙离子拮抗剂对血压越高者，降压效果越明显。在常规剂量条件下，不会将降为正常的血压再往下降。如果将高血压降为正常 17.3～11.3 千帕(130/85 毫米汞柱)或理想的水平 16.0～10.6 千帕(120/80 毫米汞柱)可更有效地保护心、脑、肾，最大限度减少并发症。临床经验表明，当血压降至正常后，应该将降压药减量，观测血压变化，以达到用药剂量最小，又能维持正常血压的目的。目前有人主张，高血压病人血压降至正常后，应逐渐减少降压药用量，以至于最后停药。

我们认为：切不可随意停药，因为血压是在用药的情况下降为正常的，也就是药物控制住了高血压，不是高血压病得到了治疗，如果随意停药，就应引起高血压"反跳"。其次，低血压的标准是血压≤12.0/8.0 千帕(90/60 毫米汞柱)。有些人血压偏低 13.3～12.1/9.3～8.1 千帕(100～91/70～61 毫米汞柱)，但无任何症状，这就不能诊断为低血压。

133. 一旦服用了降压药就不能停药吗？

高血压病患者一旦发现自己血压升高，就可能去医院，在医生指导下服用降压药。当血压在降压药的治疗作用下降到正常范围以内,于是很容易联想到停药的问题。一般认为,高血压病因不清楚,临床上所用的降压药都是治标不治本,往往降压药一停,血压又反弹回升,有时血压上升比原有血压水平还高。因此,高血压病患者,不论服用什么药,通常只有减少药量比较合适,而不能停药。值得提出的是,在降压药物中有些药物不能突然停止使用,如中枢性交感神经抑制药,常用的药物如可乐宁、甲基多巴等。如果用药时间比较长而突然停药,即可出现"反跳"现象,患者表现出神经过敏、不安、焦虑、震颤、恶心、出汗、失眠、心率加快、快速性心律失常,特别是血压升高。严重者可诱发急性心肌梗死、高血压脑病甚至猝死。还有 β-受体阻断剂,如氨酰心安、美多心安(倍他乐克)、心得安等,也不能突然停用。如果突然停用,就会出现大量代偿性增生的 β-受体,致使交感神经兴奋性极度增强,导致心率加快、心肌耗氧量增加。如果合并冠心病,可以诱发心绞痛、心肌梗死甚至猝死,尤其是能引起血压突然升高,甚至引起高血压危象、高血压脑病、心律失常、心力衰竭等。如此看来,突然停用降压药是危险的。我们认为,如果服用降压药血压降至正常后,若合并用几种降压药,应该逐渐减少降压药的品种和剂量,密切观察血压变化,直至降压药品用单一品种,而且剂量又小为止。如果仅用很小剂量的降压药,血压仍继续往下降,直降至正常血压范围以下,就应停药。停药后也应密切地观测血压,一旦血压有"反跳"的现象,就必须及时采取降压措施。

134. 高血压病的死亡原因是什么?

高血压病(原发性高血压)的死亡原因取决于它的并发症,如尿毒症、脑血管意外、充血性心力衰竭等。在我国以脑血管意外为最多,其次是心力衰竭和尿毒症,与日本的情况相似;而欧美是以心力衰竭占首位,其次是脑血管意外和尿毒症。国内有人统计高血压病(原发性高血压)140 例的主要致死原因,74％死于脑循环障碍,22％死于心功能不全,4％死于肾功能不全。因此,积极治疗急进型高血压病、高血压危象、高血压脑病、高血压心功能不全、高血压性脑出血,将会降低病死率,而且,高血压病(原发性高血压)的早期降压治疗是降低病死率的关键措施。从我国目前各医院收住院的高血压病(原发性高血压)患者来看,90％以上的高血压病患者对该病的认识不够,到了疾病的中、晚期才引起重视,已为时过晚,所希望的可逆性治疗效果已不可能达到。但及时治疗也能延缓高血压病并发症的发生。临床统计资料表明,接受治疗并得到控制的高血压病病人,病死率明显低于不按时治疗未得到控制的病人。因此,应当向广大群众宣传普及高血压病知识,充分了解高血压病对健康的危害性,做到早期发现早期治疗。

三、症状性高血压

135. 什么叫症状性高血压?

症状性高血压(继发性高血压)与高血压病(原发性高血压)不同。症状性高血压是在某些疾病过程中并发血压升高,仅仅是这些疾病的临床表现之一。

症状性高血压的临床症状、体征、并发症和后果与高血压病非常相似。因此,当其原发病的其它症状不多或不太明显时,易误诊为高血压病。症状性高血压与高血压病的治疗方法不尽相同,有些症状性高血压的原发病是可以治愈的,治愈后高血压亦随之而恢复正常。因此,在临床工作中,症状性高血压与高血压病的鉴别对及时、正确的治疗很重要。据文献报道,症状性高血压约占所有高血压的 5％～10％。

136. 引起症状性高血压的常见原因是什么？

症状性高血压的原因绝大多数是清楚的。下列 6 种疾病为临床上引起症状性高血压的常见原因：

(1)肾脏疾病引起的高血压：这是症状性高血压中最常见的，称为肾性高血压。引起肾性高血压的常见疾病可有 3 类：①肾实质性病变。以急性或慢性肾小球肾炎、肾盂肾炎为最常见，其次有先天性肾脏病变(多囊肾、马蹄肾、肾发育不全)、肾结核、肾结石、肾肿瘤、继发性的肾病变(各种结缔组织疾病、糖尿病肾脏病变、肾淀粉样变、放射性肾炎、创伤)。②肾血管疾病。各种原因引起的肾动脉或其分支的狭窄，以动脉粥样硬化、肌纤维增生最常见，非特异性动脉炎、移植排斥性纤维变性均可引起肾动脉缺血、血栓形成或栓塞而引起肾性高血压。③尿路梗阻性疾病。如尿路结石、肾脏及尿路肿瘤等。另外，肾周围的炎症、脓肿、肿瘤、创伤、出血等也能引起血压升高。据国内资料报道，在各种肾病中伴有高血压的占 19.6%～57.7%。

(2)由内分泌疾病引起的高血压：在内分泌疾病中伴有高血压的有皮质醇增多症、嗜铬细胞瘤、原发性醛固酮增多症、几种类型的肾上腺性变态综合征、甲状旁腺功能亢进、垂体前叶功能亢进等。

(3)血管病变引起的高血压：狭窄阻塞性血管病变，如先天性主动脉缩窄常引起上半身血压升高；多发性大动脉炎常导致一侧或双侧肾动脉近端不同程度阻塞，较严重者可引起顽固性血压升高。

(4)颅脑病变引起的高血压：脑部创伤、脑肿瘤、脑干感染等。

(5)妊娠高血压综合征：高血压是妊娠高血压综合征的主

要表现之一,多在妊娠晚期伴有血压升高。

(6)药物引起的高血压:女性口服避孕药、长期应用肾上腺皮质激素等,常可发生高血压。

另外,结缔组织病、女性绝经期前后常有血压增高。高原性心血管病也有以高血压为主要临床表现的。

137. 什么情况下怀疑高血压患者可能为继发性高血压?

(1)原本血压正常,突然血压升高,且呈发作性特点。

(2)无高血压病史,30岁以下出现血压升高。

(3)伴有贫血、水肿、夜尿多、尿频、尿急、尿痛。周期性麻痹及发汗、心悸等现象。

(4)上肢血压明显高于下肢或双上肢血压有明显差别,其差值超过1.33千帕(10毫米汞柱)以上。

(5)体重、体态短期内变化明显。

(6)化验检查有贫血,尿常规示红、白细胞,蛋白及管型,低比重尿等。生化检查血肌酐、尿素氮升高,低血钾、高血糖、高血脂等;代谢性酸中毒,24小时尿钾排出增多。

(7)查体发现颈部、背部、腹部可闻及血管杂音或腹部能触及包块,颜面部及下肢水肿。

(8)对降压药物反应不佳,或出现恶性高血压反应。

(9)服用避孕药、糖皮质激素、非甾体类抗炎药等的病人,血压有逐渐增高的趋势。

(10)胸腹部突然剧烈疼痛,大汗,伴有血压升高,肢体动脉搏动不对称,肾功能减退等。

138. 什么叫肾性高血压? 其发病机制和病理特点是什么?

所说的肾性高血压,主要是由于肾脏实质性病变和肾动脉病变引起的血压升高,在症状性高血压中称为肾性高血压。

发病机制与病理特点:肾实质病的病理特点表现为肾小球玻璃样变性、间质组织和结缔组织增生、肾小管萎缩、肾细小动脉狭窄,造成了肾脏既有实质性损害,也有血液供应不足。而肾动脉病变主要为肾动脉狭窄。引起肾动脉狭窄的主要原因为肾动脉硬化。病变好发于肾动脉近端、主动脉出口处,多数侵犯一侧;其次,是肾动脉壁的中层粘液性肌纤维增生,形成多数小动脉瘤,使肾小动脉内壁呈串珠样突出,造成肾动脉呈节段性狭窄;再其次,非特异性大动脉炎也如此,从而引起肾脏血流灌注不足。在缺血和缺氧情况下,肾脏可分泌多种升高血压的物质,主要是肾小球旁细胞分泌的大量肾素。通过肾素-血管紧张素-醛固酮系统的活动,产生大量血管紧张素 II 和血管紧张素 III,同时由肾脏分泌的破坏血管紧张素 II 的血管紧张素酶则大量减少。过多的血管紧张素 II 和 III 使全身小动脉痉挛,醛固酮分泌增加,钠和水潴留,而形成高血压。反过来高血压又可引起肾组织小动脉病变,加重肾脏缺血。这样互相影响,就使血压持续升高。但肾实质病变时往往是肾实质破坏愈多,发生高血压的机会愈大,这就说明了肾性高血压的发病机制并非完全是通过肾素-血管紧张素-醛固酮系统的活动。而与此同时,随着肾实质的破坏,也就缺少正常肾组织所具有的抗高血压的物质。近年来已证实,肾脏髓质的间质细胞能分泌一种抗高血压的内分泌物质,即激肽释放酶-激肽-前列腺素体系。现初步已知有以下几种髓质内的前列腺素,即前列腺素 E_1、前列腺素 E_2。这些物质能明显地舒张血管,降低外周血管阻力,使肾血流重新分配,使髓质血流减少,皮质供血增加,从而减少钠离子的回吸收,减少钠的潴留,具有降压作用。相反,当这些抑制肾血管的物质在肾实质遭到破坏或分泌不足时,亦可引起肾性高血压。

139. 肾性高血压的治疗对肾功能有何影响?

肾性高血压的治疗分两个方面,一是对原发病的病因进行治疗;二是对高血压症状进行对症性治疗,主要是降压治疗,使血压维持在正常范围内。在应用抗高血压药物治疗方面,及时而恰当地选择降压药物,才能减轻因高血压所引起的头痛、心悸、失眠等症状,减少持续性高血压所引起的心力衰竭、肾功能衰竭和脑血管意外的发生率,从而预防或改善因高血压所致的心、肾、脑等并发症。

目前在应用肾性高血压药物治疗中应注意避免降压过快,尤其是肾性高血压患者,降压过快易导致肾血流灌注不足,影响肾功能。文献报道血管紧张素转化酶抑制药——巯甲丙脯酸临床应用治疗高血压和心力衰竭效果很好,它的主要药理作用是阻止相对说来无活性的 10 肽血管紧张素 I 转成强的收缩血管剂 8 肽血管紧张素 II。许多巯甲丙脯酸的应用研究资料表明,用低剂量(25 毫克~50 毫克,每日 2 次)与以前用高剂量(450 毫克/日)疗效相同。每日最大剂量 150 毫克静脉滴注,在肾功能正常的患者可以更好地控制血压。由于药物作用分两个阶段,因此滴注速度不能太快,这样才能发挥此药的最大作用。巯甲丙脯酸开始被推荐治疗高血压时,有的报道可偶有中性粒细胞减少、蛋白尿和肾功能损害等,这些问题易发生在健康情况较差的患者,常常是既往患有结缔组织病,如系统性红斑狼疮有关的肾病(和肾功能损害)的患者。此外,这些资料的观察表明,这样的问题易发生在每日接受巯甲丙脯酸 150 毫克以上治疗的患者,尤其是肾脏排泄功能障碍的患者。但正常肾功能者,如掌握在每日 150 毫克以下,则很少出现中性粒细胞减少的问题。

肾动脉狭窄的患者,肾小球的滤过依靠肾小球后出球小动脉的适当压力来维持。这些血管对血管紧张素 II 高度敏感,因此有血管紧张素转换酶抑制剂存在时,这些血管就扩张,如果肾血流的自我调节因肾动脉狭窄而受限,那么,肾小球滤过率就会下降,肾功能就会受到损害。如果单侧肾动脉狭窄,另一侧肾脏可以代偿;如果是双侧,则整个肾功能均可恶化,结果出现血清尿素氮、肌酐升高,血钾亦可能升高。因此,有肾动脉狭窄或别处有严重动脉粥样硬化的患者,用血管紧张素转换酶抑制剂后应当监测肾脏功能,特别是用抑制剂时间长的患者更应当注意监测肾功能。

140. 肾性高血压有哪些临床表现?

肾性高血压病人的临床表现主要是原发疾病的症状和体征,高血压的表现只是其中的一部分,但有时也可由于其它症状和体征不显著而高血压成为主要临床表现。在肾性高血压时,高血压本身引起的症状、体征和临床过程常与缓进型高血压病很类似,少数也可转为类似急进型高血压病的发展过程,但也有表现一定特征性的血压变化者,如嗜铬细胞瘤发生的高血压,常有呈阵发性升高的特点,在病人受到精神刺激、剧烈运动、重体力劳动或瘤体被触摸、挤压时,血压骤然上升,收缩压甚至超过 40 千帕(300 毫米汞柱)以上。这种发作多数历时数秒至数小时,也可长达 16~24 小时。有的病人在发作间歇中血压可完全正常。而肾动脉狭窄或动脉硬化引起的肾性高血压与高血压病不同之处是血压的升高发展迅速,常无高血压家族史,体检时约 50% 的病人可在腹上区及背部脊肋角处听到收缩期杂音。总之,肾性高血压病人临床表现因原发病病因的不同而有所差别,因此要注意病因的鉴别诊断。

141. 急性肾小球肾炎的高血压有何特点？

急性肾小球肾炎的症状性高血压临床表现具有以下的特点：

(1)发病前可有链球菌等致病菌或病毒感染史,有发热、水肿、血尿,严重者并发心力衰竭或高血压脑病。

(2)尿检查有尿蛋白、红细胞和管型。

(3)血中非蛋白氮、尿素氮可略有增高。

(4)X线检查可见心脏普遍增大。

(5)静脉肾盂造影常因肾小球滤过率明显降低而不能显影。

(6)眼底检查视网膜有动脉痉挛、水肿等。

(7)有血压升高所引起的头晕、头痛、耳鸣、目眩等症状。

142. 慢性肾小球肾炎的高血压有何特点？

慢性肾小球肾炎所致的症状性高血压有以下特点：

(1)病人既往有急性肾小球肾炎的病史。

(2)反复出现蛋白尿、水肿、低蛋白血症、贫血和氮质血症。

(3)病人有明显的贫血、血浆蛋白降低和氮质血症,而视网膜病变并不明显。

(4)蛋白尿和显微镜下血尿出现在高血压之前,蛋白尿持续存在而血压增高并不显著。

(5)静脉肾盂造影显示造影剂排泄延迟和双侧肾影缩小等,此点有利于慢性肾小球肾炎症状性高血压的诊断。

慢性肾小球肾炎所致症状性高血压虽然有以上的特点,但与高血压病(原发性高血压)的鉴别有时并不容易,相对比较隐蔽,在血压显著升高或发生肾功能衰竭时就更不容易与三期高血压病或急进型高血压病相鉴别。它们均可能有肾功能衰竭的表现,尿中有尿蛋白、红细胞和管型,出现氮质血症和视网膜动脉硬化、出血、视神经乳头水肿等病变。临床遇到高血压的病人应注意鉴别诊断,以便针对病因进行治疗。

143. 慢性肾小球肾炎高血压与高血压病如何鉴别?

慢性肾小球肾炎有显著血压升高,血压常达 26.7/13.3 千帕(200/100 毫米汞柱),而水肿及蛋白尿不显著,所以有时不易与高血压病(原发性高血压)鉴别。在血压显著升高或发生肾功能衰竭时就更不易与三期高血压病或急进型高血压病相鉴别。因二者都有高血压、血尿、蛋白尿、管型尿、肾功能减退和继发性贫血等表现,故不易区别。如病人过去有急性肾小球肾炎病史或有反复水肿史,有较明显贫血、血浆白蛋白降低和氮质血症而视网膜病变还不明显,蛋白尿和显微镜下血尿出现在高血压之前和蛋白尿持续存在而血压升高不显著等情况,静脉肾盂造影显示造影剂排泄延迟和双侧肾影缩小等,有利于慢性肾小球肾炎的诊断。相反,如病人有多年高血压病史,以后出现尿的变化,则高血压病的可能性较大;如血压长期停留在极高水平,收缩压达 33.3 千帕(250 毫米汞柱),舒张压在 17.3~18.7千帕(130~140 毫米汞柱)以上,则以急进型高血压病为多见。

144. 慢性肾盂肾炎也常伴有高血压吗?

慢性肾盂肾炎也常常伴有高血压,当慢性肾盂肾炎伴有高血压而肾脏症状不明显时,易误诊为高血压病(原发性高血压),二者要注意鉴别。

(1)慢性肾盂肾炎多有尿路感染病史,常表现发热、腰痛、尿频、尿急、尿痛、尿中出现脓细胞等。这些表现即使发生在多年以前,仍有诊断意义。

(2)在肾盂肾炎的急性期和慢性活动期,尿细菌培养多为阳性（菌落数＞10万/毫升）。

（3）尿常规检查，尿中白细胞增多（离心沉淀10分钟，高倍视野下有10个以上的白细胞），也可以同时有蛋白尿、红细胞和颗粒管型；在慢性肾盂肾炎后期，肾浓缩功能差，尿比重可在1.012以下。

（4）静脉肾盂造影可显示肾盂与肾脏的瘢痕和萎缩性变化（杆状肾盂和肾轮廓扭曲），并可发现下泌尿道堵塞。

（5）单侧慢性肾盂肾炎病人，肾萎缩或排尿功能明显受损，膀胱里的尿主要为健侧肾脏所排出时，尿常规检查可能呈阴性。要特别注意鉴别。

145. 何谓肾动脉狭窄？

肾动脉狭窄可为单侧性的或为双侧性的。曾有报道，肾动脉狭窄的病因2/3是由于动脉粥样硬化引起的，多见于55岁以上的男性患者。病变部位好发在肾动脉近端腹主动脉分支出口处，多数侵犯一侧，约有1/3可侵犯两侧肾动脉。其次的病因是肌纤维病变，见于肾动脉壁的中层粘液性肌纤维增生，可在血管中层形成多数的微小动脉瘤。当肾动脉造影时可以看到血管内壁呈串珠样突出，使肾动脉呈节段性狭窄。此外，也可由于非特异性的大动脉炎引起，使肾动脉受累，引起顽固性高血压。血压水平＞26.7/13.3～16.0千帕（200/100～120毫米汞柱）者占50％，最高的血压水平可达40.0/13.3千帕（300/100毫米汞柱），说明肾血管性高血压往往表现得特别顽固和严重。炎症性者多见于30岁以下的女性。肌纤维增生性病变和炎症性病变又多见于青少年，所以，青少年患有顽固性和严重性高血压要考虑肾性高血压的可能性大，注意询问病史和全面检查，以便针对病因进行治疗。

146. 肾动脉狭窄为什么可引起血压升高？

肾动脉狭窄时，引起肾脏血流灌注不足。在缺血和缺氧的情况下，肾脏可分泌多种升高血压的物质，主要是肾小球旁细胞分泌大量肾素。通过肾素-血管紧张素-醛固酮系统的活动，产生大量血管紧张素Ⅱ和Ⅲ，同时由肾脏分泌有破坏血管紧张素Ⅱ的血管紧张素酶则大量减少。过多的血管紧张素Ⅱ和Ⅲ使全身小动脉痉挛，醛固酮分泌增加，钠与水潴留，而形成高血压。反过来，高血压又可引起肾细小动脉病变，加重肾脏缺血，这样互相影响，就使血压持续升高。

147. 怀疑病人患肾动脉狭窄做放射性核素肾图测定有何意义？

放射性核素肾图，即是采用^{131}I标记的邻碘马尿酸钠为示踪剂，静脉注射后其唯一的排泄途径是肾脏，大多由近曲小管的细胞分泌至管腔，在肾区体表用闪烁探头记录放射性物质的动态曲线，根据所测得的放射性肾图，反映分侧肾血流量、肾小管分泌功能和上尿路排泄情况。

放射性核素肾图的检查方法：①受检者应是正常进水状态，可于早餐后检查，但不得饮茶或咖啡及服利尿剂。②用超声探测或预先静注少量锝-99m-二巯基琥珀酸（^{99m}Tc-DMSA）定位。③病人取坐位或俯卧位、仰卧位均可。④探头中心垂直对准肾中心部，保持不动，使仪器各旋钮处于工作位，自动工作记录仪先描记本底曲线。⑤将^{131}I邻碘马尿酸钠溶液于肘前静脉以较快速度注射，连续描记曲线15分钟。遇有图形异常，可适当延长描记时间。肾图的正常值：正常肾图曲线由a、b、c三段组成。a段血管相，为放射物质进入肾血管床及其周围组织内所组成，历时30秒。b段分泌相，代表放射物质浓集于肾实质及肾小管的泌尿中，反映肾小管的分泌功能，历时2.5～5分钟。c段排泄相,表示含有放射性物质的尿,通过肾实质,经肾盂、输尿管排出。

正常肾图如图6。

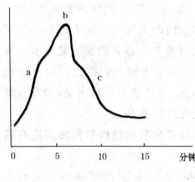

图6　正常肾图

放射性核素肾图的临床意义:凡能引起肾供血不足、肾小管功能损伤或尿排泄障碍的各种肾脏病,均可出现异常肾图。按曲线形态可分为6型。

(1)急剧上升曲线型:a段正常或略低于正常,b段斜率正常,c段急剧上升,见于急性尿路梗阻。

(2)高水平延长曲线型:a段正常或略低,b段与a段几成直角,b段和c段均为高水平曲线延长线,见于急性或较长时间的尿路梗阻。

(3)抛物线型:a段较正常为低,b段上升迟缓,时间延长,c段与b段由正常时构成的锐角变为钝角,见于肾功能受损、轻度尿路梗阻、上尿路感染或肾血流供应不足等。

(4)低水平延长型:a段较低,仅为正常高度的1/2左右,b段与c段界限不清,见于肾功能严重损害的肾脏病。

(5)低水平递降曲线型:a段只有正常高度的1/2左右,无b段,此曲线见于无功能肾或肾缺如。

(6)阶梯状下降曲线:a、b段正常,c段呈阶梯状下降,见于精神紧张、疼痛刺激、泌尿道感染等因输尿管阵发性痉挛所致的情况。

148. 何谓静脉肾盂造影？对诊断肾动脉狭窄有何意义？

所谓静脉肾盂造影，就是让患者屈膝平卧，系好腹压带，由患者前臂静脉内慢慢注射造影剂。首先注射1毫升，然后停止，观察3分钟如无不适反应时，可于4～5分钟内注射完毕（常用的造影剂有35％～70％醋碘苯酸钠、50％泛影钠、60％泛影葡胺和60％碘肽菊胺等。用量：15岁以上用成人量20毫升，15岁以下按常规减量）。然后立即用力施加腹压（腹内有病变时须慎重，所加压力以不妨碍呼吸及不使患者感到痛苦为度）。根据需要，于7分钟和15分钟时各摄1片（包括两侧肾区），30分钟解压后摄全腹部片1张。根据所摄X线片分析其临床意义。

如在所摄X线片上见到一侧肾排泄造影剂迟于对侧，肾轮廓不规则或显著小于对侧（上下径小于对侧1.5厘米以上），造影剂密度深于对侧或输尿管上段和肾盂有压迹（可能为扩大的输尿管动脉的压迹），提示有血管病变的可能。

149. 何谓分侧肾功能测定？有何意义？

分侧肾功能测定是霍德（Howard）根据减少一侧肾动脉血液供应后，该侧肾分泌尿量及尿钠浓度在肾小球滤过率无明显改变时呈进行性减少的发现，而创用分侧肾功能试验于临床，主要用于诊断肾性高血压，特别是单侧肾动脉狭窄。方法有3种。

（1）霍德（Howard）法：分别用F-0号输尿管导管经膀胱插入肾盂，引流左、右肾盂尿液，分别测量尿量和尿钠浓度。

（2）改良法：按上法采集标本，测定左、右肾尿液渗透压，并做酚红、肌酐、菊糖、对氨马尿酸清除试验，同时测尿钾、氨、氢离子浓度。

（3）瑞普特（Rapoport）试验：按上法取得标本后，仅测定每侧肾盂尿的尿钠和尿肌酐的浓度,用下列公式计算"肾小管排斥率":左肾尿钠浓度/左肾肌酐浓度÷右肾尿钠浓度/右肾肌酐浓度。

正常值与临床意义:分侧肾功能试验主要用于诊断单侧肾动脉狭窄性高血压,还可以协助判断手术效果,试验阳性者,术后血压可恢复正常。对双侧肾动脉狭窄意义不大。阳性结果的指征是:①尿量,患侧比健侧少50%以上。②尿钠,患侧比健侧低15%以上。③渗透压,患侧比健侧高。④肾小球滤过率和肾血浆流量,患侧下降。⑤尿钾、氨及氢离子,患侧较健侧高。⑥肾小管排斥率正常值为0.6～1.6,若大于1.6时为右肾病变,小于0.6时为左肾病变。

150. 血浆肾素活性测定有何用途?

肾素主要由肾小球球旁细胞产生、贮存和分泌,是一种蛋白水解酶,能作用于血浆中的一种由肝脏合成的血管紧张素原,使它转变成血管紧张素Ⅰ。血管紧张素Ⅰ的缩血管作用很弱,但当它随血液流经肺部的小血管时,经转换酶的作用脱去两个氨基酸,可形成生物活性很强的血管紧张素Ⅱ。后者还可进一步被氨基肽酶水解为血管紧张素Ⅲ。因此可以通过测定血管紧张素Ⅰ或Ⅱ的浓度或测定两者产生的速率来反映血浆肾素活性。一般认为,用血管紧张素Ⅰ的产生速率反映血浆肾素活性更直接、灵敏,测得的值较高,影响因素相对少些。

血浆肾素活性测定方法:①基础状态。②激发试验。其临床意义如下:

(1)肾素活性降低:①原发性醛固酮增多症,由于醛固酮分泌增多,引起钠、水潴留,造成细胞外液及血容量增多,使肾小球入球小动脉压力上升,导致球旁细胞及致密斑细胞受抑制,使肾素分泌减少。此种患者不仅在基础状态下血浆肾素活性低下,而且应用刺激肾素释放的方法,如采取立位、低钠饮食或给利尿剂等,血浆肾素活性均不增加或略有增加,这是原发性醛固酮增多症的特点。②先天性肾上腺增生症,11β-羟化酶缺乏型患者由于 C_{11} 羟化酶缺乏,于是 11-去氧皮质酮及 11-去氧皮质醇产生增多,两者都有潴钠、扩容与排钾作用,使血压升高,于是肾素分泌减少。③先天性肾上腺增生症,17-羟化酶缺乏型患者由于 17α-羟化酶缺乏,使 11-去氧皮质酮与皮质酮增多,两者都有潴钠活性,促进钠潴留而引起高血压,抑制了肾素及醛固酮分泌。④降低肾素的药物,主要有 β-阻滞剂、甲基多巴、可乐定和利血平等。

(2)肾素活性增高:①继发性醛固酮增多症,各种原因引起的失钠、失水、失血、心力衰竭等导致有效血容量减少,使肾脏入球小动脉压力降低,于是刺激球旁细胞及致密斑细胞,使肾素分泌增多。②肾脏旁细胞瘤。③产生肾素的异位肿瘤,如肺癌。④Barter 综合征。⑤单侧肾动脉狭窄。⑥可使肾素升高的药物有螺旋内酯、速尿、口服避孕药等。

(3)研究高血压病因及指导治疗:血管紧张素 Ⅱ 是一种活性很高的升血压物质。其升压机制主要通过 4 个方面:①使全身微动脉平滑肌收缩,导致外周阻力增大。②使静脉收缩,回心血量增多,心输出量增加。③兴奋肾上腺皮质,增加释放醛固酮,使钠、水潴留,细胞外液及血容量增加。④使中枢神经系统交感缩血管中枢的紧张性活动加强,从而使外周阻力加大,血压升高。其中对微动脉平滑肌的收缩作用和刺激醛固酮分泌作用最为重要,称之为肾素-血管紧张素—醛固酮系统。它们对人体的主要作用是参与水盐代谢和调节血压。

近年来,把肾素-血管紧张素-醛固酮系统看成是高血压病发病的轴心,因此把高血压病(原发性高血压)分为:16%为高肾素（低血容量）型，27％为低肾素（高血容量）型，57％为正常肾素（正常血容量）型。这种分型对高血压病的治疗、预后判断都有一定意义。高肾素型血管收缩增强，用心得安等β-肾上腺素能受体阻滞剂有效；低肾素型容量增多，用利尿剂有效；正常肾素型可使用一般降压药物治疗。在治疗过程中可用肾素浓度和血浆容量变化来指导用药。

（4）预测肾性高血压手术效果：肾性高血压中仅有一部分可通过外科手术，如肾切除或肾动脉搭桥治愈。肾性高血压时，肾小球灌注受损，肾素分泌增加，分侧肾静脉血浆肾素活性测定，能较真实地反映肾素分泌的水平，如患侧肾素活性/对侧肾素活性＞1.5倍时，手术后可以获得良好的降压效果。

151. 用何方法能鉴别肾血管病变和肾实质性病变引起的高血压？

肾血管病变和肾实质性病变所引起的高血压，鉴别方法主要是依赖于肾动脉造影，通过肾动脉选择性造影或腹主动脉造影，可显示肾动脉的病变部位和肾动脉狭窄程度。以下几点可作参考：①肾血管病变时，肾周围血液中血浆肾素活性和血管紧张素Ⅱ的增高较肾实质性病变时更多见。②肾血管病变时心排血量常稍增高，而肾实质病变时，则除非有尿毒症和明显贫血时心排血量稍增高，否则，心排血量一般是正常的。③肾血管病变严重时，血容量趋向降低，肾实质病变严重时血容量则趋向增高。

152. 什么叫多囊肾？患多囊肾的病人血压也高吗？

多囊肾是肾脏的一种先天性异常，其形成主要是肾实质构造的发育障碍，常为双侧性，两侧受累程度多不相同。多囊肾的肾脏组织为大量密集的囊泡所代替。囊泡所占体积远远超过实质部分，故其外形酷似一簇葡萄。在囊泡之间可见有正常分泌性肾实质小岛,肾脏明显增大,囊泡腔内容呈鲜黄色、黑棕色或黄红色,含有少量蛋白、氯化物、胆固醇及少量尿素。若有钙盐沉积,则显示混浊。多囊肾病理切面呈蜂房状巨块,囊肿之间可相互沟通,但不能与肾盂相连。受囊肿压迫的肾实质常常发生纤维化等改变。本病是慢性肾功能衰竭的常见病因之一。任何年龄均可发生,以婴儿及 40 岁以后者居多。男女两性发病率相近。

本病临床主要症状有腰部及腹部不适感或疼痛;25%～50%的患者可表现为镜下血尿或肉眼血尿;约 70%～90%的患者有蛋白尿;约 50%～75%并发肾内感染;约 70%～75%有血压升高,引起头痛、头昏等症状。血压升高的原因为肾囊肿压迫周围肾组织,分泌过多的肾素,导致肾性高血压。有的病人经手术治疗后,血压可恢复正常。但如果不及时医治,失去手术机会,血压持续升高,可引起心脏扩大,甚至发展为心力衰竭。

153. 肾脏也长肿瘤吗? 肾脏肿瘤也能引起血压升高吗?

肾脏也会长肿瘤的。肾脏肿瘤占人类全部肿瘤的 2%～3%。美国曾调查肾细胞癌的发病率,男性 5%～6%发生于肾实质,10%～20%发生于肾盂;小儿几乎全为肾胚胎瘤。肾肿瘤大多数为恶性,转移较早,而症状又不典型,不易得到早期诊断,影响病人的治疗效果。当病人出现症状时,平均病程已有 1～2 年以上,诊断明确时有 1/3 以上病人已有转移。肾脏肿瘤的预后一般均不理想。

肾脏肿瘤约 40%的患者有高血压,通常血压在 20.0/12.0千帕(150/90 毫米汞柱)以上,故应进行降压治疗。

基于以上情况,每人每年做健康查体是非常必要的,做肾脏的 B 型超声检查可以早期发现肿瘤,早期进行手术切除肿瘤,预后是好的。

154. 肾移植后也可引起高血压吗?

肾移植后也可引起高血压并发症。因为肾移植后,由于受肾者和供肾者之间的抗原不同,受肾者可发生排异反应。目前虽已广泛采用人白细胞抗原(HLA)相容配型和免疫抑制措施以图控制同种肾移植后的排异反应,但在临床上除同卵孪生的同质肾移植外,仍会出现不同程度的免疫排异反应。从临床观点排异反应可分为三期,即超急排异反应期、急性排异反应期和慢性排异反应期。在急性排异反应期,多数患者可出现血压升高。可能是由于排异时肾缺血刺激肾素-血管紧张素系统所致。同时,与排异时尿量减少、水钠滞留可能亦有一定关系。

155. 什么叫嗜铬细胞瘤?

嗜铬细胞瘤是发源于肾上腺髓质、交感神经节、旁交感神经节或其它部位的嗜铬组织中的肿瘤。这种肿瘤能阵发性或持续性地分泌多量去甲肾上腺素和肾上腺素,临床上呈阵发性或持续性高血压及代谢紊乱综合征。本病是一种罕见的继发性高血压病,患病率占高血压症的 0.1%～1%。随着临床医学发展及医生的警惕性提高,本病的发现已渐渐增多。男女性患病率大致相同。各年龄组均可发生,以 20～40 岁组最多见。小儿患者男女比例为 2∶1。本病可有家族史,称为家族性嗜铬细胞腺瘤,属于多发性内分泌腺瘤中的第Ⅱ、Ⅲ型。良性者约占 80%～90%,恶性者占 10%～20%。肿瘤直径约12厘米～16厘米,重量数克至 3 公斤,大小不等,一般均在 100 克左右。

156. 嗜铬细胞瘤病人有何特殊临床表现?

患有嗜铬细胞瘤的病人临床表现比较特殊,是由于不同比例的肾上腺素及去甲肾上腺素阵发或持续性分泌增多所引起的。

(1)高血压:血压可骤然上升,收缩压可达 40.0 千帕(300毫米汞柱),舒张压也相应明显升高,可达 24.0 千帕(180毫米汞柱),一般在 26.7～33.3/13.3～20.0 千帕(200～250/100～150 毫米汞柱)之间。伴有心悸、心动过速(少数有心动过缓),剧烈头痛,表情焦虑,四肢和头部震颤,皮肤苍白,尤其以面色苍白较明显,全身多汗,手足厥冷、发麻或有刺激感,有时出现气促、胸闷、呼吸困难,有时伴以恶心、呕吐、中上腹痛、瞳孔散大、视力模糊、神情紧张,自觉濒于死亡感。严重发作时,可并发肺水肿、心力衰竭、脑出血或休克而死亡。一般发作历时数秒、数分钟,甚至 1～2 小时,长者可达 16～24 小时。早期每隔 2～3 个月发作 1 次,阵发 2～3 年以后,愈发愈频,且越发历时愈久而加重,一日之间可复发数次甚而 10～20 次。有的转化为持续性高血压型伴阵发性加剧。持续性血压升高者酷似高血压病。发展快更似急进型高血压病。年轻的高血压病人,如无肾脏和血管病变,应考虑本病的可能。

(2)其它的特殊临床表现:有的有低血压,甚至休克,或出现高血压与低血压互相交替的症群。有时呈体位性低血压。

(3)代谢紊乱:①基础代谢率上升可达 100%,部分酷似甲状腺功能亢进症。②体温升高达 38℃左右。有时大汗淋漓,则体温上升不明显。③腹块。腹部可扪及到巨大腹块者约占 15%。

157.儿童也患嗜铬细胞瘤吗?

嗜铬细胞瘤在各年龄组均有发生,小儿也可患本病。小儿患者男性约 2 倍于女性。小儿嗜铬细胞瘤病情发作时出汗多,视力模糊更为明显,约 10% 患者有水肿,皮肤呈紫红色。儿童及青年患病者病情往往进展很快,呈急进型高血压,舒张压可高于 17.3 千帕(130 毫米汞柱);眼底病变往往属Ⅲ、Ⅳ度,有出血和乳头水肿,短期内可出现视神经萎缩,以致失明;可发生氮质血症或尿毒症、心力衰竭、高血压脑病,需及早用肾上腺素能阻滞剂控制并行手术治疗。

158. 什么叫酚妥拉明(苄胺唑啉)阻滞试验?

酚妥拉明又称苄胺唑啉,为 α-肾上腺素能受体阻滞剂,能选择性阻断 α-受体,对抗肾上腺素的 α-型作用。该药对血压持续性高于 22.7/14.7 千帕(170/110 毫米汞柱)而可疑有嗜铬细胞瘤的患者,如用该药后血压明显下降,有助于诊断。有时由于血压下降明显,可导致严重的并发症,如心肌梗死、脑血管意外等,应予以注意。

试验方法:试验时,令患者卧床休息 10 分钟,成人一般用酚妥拉明 5 毫克。为了避免血压过度下降,可先试用较小剂量,由 1 毫克开始,静注历时 1 分钟。静脉注射后,于最初 3 分钟内每 30 秒钟测血压 1 次,以后每 1~2 分钟测血压 1 次,共 15 分钟。正常人及一般高血压病患者注射酚妥拉明后收缩压下降一般不超过 4.0 千帕(30 毫米汞柱)。

本试验的临床意义:如注射酚妥拉明后 2~3 分钟内血压迅速下降,较注射前下降 4.7/3.3 千帕(35/25 毫米汞柱)以上,且持续 3~5 分钟者为阳性反应。对嗜铬细胞瘤患者本试验阳性率较高。但无嗜铬细胞瘤的高血压患者,若试验前服过镇静剂及降血压药(特别是利血平),可引起假阳性反应,故在试验前应停服上述药物 8~14 日。嗜铬细胞瘤患者可因肾脏继发性病变使血压下降不明显而发生假阴性结果。

159. 何谓组胺试验?

组胺试验是诊断嗜铬细胞瘤所用的药物激发试验中的一

种。对阵发性高血压疑有嗜铬细胞瘤者,在血压正常的发作间期方可进行此试验。但此试验有一定危险性,如血压骤升可致脑血管意外等,故试验前应备好酚妥拉明,以应急用。如血压在 21.3/13.3 千帕(160/100 毫米汞柱)以上,不可做此试验。组胺能引起血压下降,可导致交感神经活性增强,促使储于神经末梢的儿茶酚胺释放。嗜铬细胞瘤患者,因为血中儿茶酚胺浓度高,神经末梢对儿茶酚胺的再摄取及储藏增加,故在组胺作用下释放儿茶酚胺量增多,引起发作。为了排除激发试验组胺药物的非特异性刺激作用,试验前应做冷加压试验,以便对照。

组胺试验方法:试验前应先做冷加压试验,待血压回复至冷加压前水平后,迅速静脉注射磷酸组胺 0.07 毫克~0.14 毫克,含基质 0.025 毫克~0.05 毫克(磷酸组胺 2.75 毫克含组胺基质 1 毫克)。但为了避免反应过于激烈,一般先试用 0.01 毫克,如反应不明显时,再用前述剂量。自注射后每 30 秒钟测量对侧上臂血压 1 次,连测 2~3 分钟,以后每 1/2~1 分钟测血压 1 次,直至满 15 分钟或直至恢复基础值为止。正常人或一般高血压病人注射后可出现面潮红、头痛、恶心、血压下降。如注入后 2 分钟内血压上升超过 4℃冷水冷加压试验记录 2.7/1.3 千帕(20/10 毫米汞柱),且收缩压上升大于 8.0 千帕(60 毫米汞柱),舒张压大于 5.3 千帕(40 毫米汞柱),并持续 5 分钟以上者为阳性〔国内有人主张以 6.0/3.3 千帕(45/25 毫米汞柱)为诊断标准〕。还可以对照注射前后血中儿茶酚胺值。如于注射组胺后血压过度上升,大于 40.0 千帕(300 毫米汞柱)时,应立即静脉注射苄胺唑啉 5 毫克,如血压又迅速下降时,则对本病诊断更有价值。在本试验进行前 48 小时不宜进服任何镇静剂、安定剂或麻醉剂。

组胺试验结果可有假阳性和假阴性（达 11%～25%），分析结果时应考虑试验中各种具体情况，以免误诊。

160. 胰升血糖素试验有何意义？

胰升血糖素试验也是诊断嗜铬细胞瘤的药物激发试验之一，胰升血糖素可兴奋肾上腺髓质而释放儿茶酚胺，嗜铬细胞瘤患者儿茶酚胺储量多，血压升高较正常人显著。

试验方法：用 0.5 毫克～1 毫克胰升血糖素静注，2 分钟后血压超过冷加压试验水平或升高 8.0/5.3 千帕（60/40 毫米汞柱），并维持 5 分钟以上者为阳性。

本试验阳性反应诊断为嗜铬细胞瘤的可靠性比较高，假阴性反应少，假阳性更少；副作用少，较为安全，优于组胺试验。

本试验注意事项同组胺激发试验，适用于可疑患嗜铬细胞瘤病人血压较低的发作间期进行。如血压超过 22.7/14.7 千帕（170/110 毫米汞柱），则不宜采用，试验前应先作冷加压试验，以便对照。

161. 什么是酪胺激发试验？

酪胺试验也是诊断嗜铬细胞瘤药物激发试验的一种方法，适用于阵发性高血压发作较少而疑有嗜铬细胞瘤病人，常在血压较低的发作间期进行。如血压超过 22.7/14.7 千帕（170/110 毫米汞柱），则不宜采用。试验前应先作冷加压试验，阳性结果同组胺试验。

试验方法：用酪胺基质 1 毫克作试验，亦较安全，反应小。具体做法同组胺试验。

此法也有 3% 的假阳性，且对家族性嗜铬细胞瘤患者会出现较多的假阴性。对进服单胺氧化酶抑制剂者禁用，以免诱发高血压危象。

酪胺试验在临床应用较少。鉴于药物激发试验有一定危险,故目前倾向于用儿茶酚胺等测定来代替。

162. 嗜铬细胞瘤定位检查有哪些方法?

嗜铬细胞瘤定位检查有以下几种方法:

(1)B 型超声检查,计算机 X 线断层扫描(CT),放射性核素肾上腺扫描及 ^{131}I-偏碘苯甲胍(^{131}I-MIBG)扫描(可显示肾上腺髓质及肾上腺外嗜铬细胞瘤)。

(2)如在腹部可摸到肿物,可作按摩试验。静卧 20 分钟,待血压平稳 且低于 22.7/14.7 千帕(170/110 毫米汞柱)时,按摩此肿物或肾上腺区,阳性结果同药物激发试验。事先应准备酚妥拉明应急。

(3)X 线检查:①胸部 X 线片及纵隔断层摄片。②静脉肾盂造影(也可大剂量快速滴入),摄片 1 张/1 分钟,共 5 张,有时可见到肿瘤的阴影及肾受压或移位的征象。③腹膜后充气造影及体层摄片,可显示肾上腺区的肿瘤影或增生的肾上腺影。

(4)下腔静脉导管,在不同的平面采血,测定儿茶酚胺的含量。

(5)怀疑膀胱嗜铬细胞瘤时,作膀胱镜检查或膀胱造影。

(6)确定有肿瘤而部位不能肯定时,可行剖腹探查术。

在做有一定危险性的检查时,须做好周密的检查计划,并准备急救的药物及设备。

163. 库欣综合征的特点及其与高血压的关系是什么?

库欣(曾称皮质醇增多症)综合征,是肾上腺皮质功能亢进症中的最常见的一种。主要由于肾上腺皮质分泌过多的皮质醇所引起的临床一系列症状、体征,但也常分泌其它激素,所以症群多变异,属于皮质醇为主的混合型。

本病的主要特点：

(1)脂肪代谢紊乱,使病人面如满月(满月脸)、红润、多脂、毛发油腻、脸颈及躯干肥胖(向心性肥胖)、水牛背、须毛增多等。

(2)糖代谢紊乱,使病人在临床上出现了糖尿病症群和糖尿,约占本病的 $10\%\sim30\%$,称为类固醇性糖尿病。

(3)蛋白质代谢紊乱,临床上出现蛋白质过度消耗现象,如皮肤菲薄、毛细血管脆性增加易发生淤斑和紫纹并呈对称性、骨质疏松及抵抗力低下易发生痤疮等。

本病与高血压的关系:高血压为本病常见表现,约 90% 的病人有血压升高,一般在 20.0/13.3 千帕(150/100 毫米汞柱)。病人主诉头痛、头晕、胸闷、心悸、视力模糊等症状。长期高血压可并发左心室肥厚、心肌劳损、心律失常、心力衰竭、脑血管意外和肾功能衰竭,有时有蛋白尿和低渗尿等。本病引起高血压的确切原因尚未完全阐明,可能由下列几个因素引起:①皮质醇加强了去甲肾上腺素对小动脉的收缩作用。②除皮质醇外,还分泌 11-去氧皮质酮、皮质酮及 18-羟去氧皮质酮,使体内水钠潴留,血管痉挛。③皮质醇可加强心肌收缩力,提高搏出量和左心室指数。④加强肝脏制造血管紧张素原,使肾素与其结合而转化为血管紧张素,引起血压升高。⑤广泛小动脉硬化,可能是高血压的后果,也会加重高血压。

164.肾上腺皮质腺瘤与肾上腺皮质增生如何鉴别?

肾上腺皮质腺瘤与肾上腺皮质增生鉴别诊断见表15。

表 17　肾上腺皮质增生与肾上腺皮质腺瘤的鉴别诊断

项　目	肾上腺皮质增生	肾上腺皮质腺瘤
(1)临床表现		
起病及病情发展	缓慢	较慢
病程	较长（诊断前平均 3 年）	中度（平均 1 年 10 个月）
色素沉着	＋＋	0
突眼	0→＋	＋＋
(2)实验室检查		
①尿 17KS/24 小时	一般中度增高＞20 毫克	正常或增高
②ACTH 试验	＋＋＋(3～7×)	0→＋(0～2×)
③地塞米松抑制试验	＋→0(大剂量法)	0(大剂量法)
④SU4885 试验	＋＋(2×)	0
⑤血浆		
a. ACTH 测定（微微克/毫升）		
上午 8 点	＋→＋＋(50～400)	—(＜50)
b. 皮质醇(毫克/100 毫升)		
上午 8 点	30	35
下午 4 点	25	25～35
(3)X 线检查		
①肾周充气造影	两侧轻度增大	一侧肿瘤阴影直径2～6 厘米
②蝶鞍	少数增大	不变
(4)肾上腺扫描	两侧显像增大	肿瘤侧显像增大
(5)B 型超声检查	两侧增大	肿瘤侧见占位病变
(6)CT 扫描	两侧增大	肿瘤侧见占位病变

165. 促肾上腺皮质激素兴奋试验有何意义？

促肾上腺皮质激素兴奋试验是根据促肾上腺皮质激素能兴奋肾上腺皮质，促进皮质激素的合成与释放的机制，临床上常用促肾上腺皮质激素(ACTH)兴奋试验来探测肾上腺皮质的储备功能。

正常人在本试验的第一日尿17-羟皮质类固醇(17-OHCS)量较对照日增加1～2倍，兴奋第二日增加2～3倍；尿17-酮类固醇(17-KS)增加4毫克～8毫克。滴注促肾上腺皮质激素后1小时，血浆皮质醇较滴注前增加10微克～25微克/分升，滴注完毕时增加15微克～40微克/分升。血中嗜酸粒细胞计数较滴注前减少50％以上。

本试验的临床意义：①原发性肾上腺皮质功能减退症患者，在滴注促肾上腺皮质激素后，血浆皮质醇升高不明显，尿17-羟皮质类固醇不增加或增加不及正常人。②继发性肾上腺皮质功能减退症是垂体前叶功能减退引起，此试验呈延迟反应，即连续静脉滴注促肾上腺皮质激素2～3日后，始见血皮质醇及尿17-羟皮质类固醇上升，此与原发性肾上腺皮质功能减退反应始终不良有明显区别。③皮质醇增多症患者，在促肾上腺皮质激素静脉滴注后，如属皮质增生者，尿17-羟皮质类固醇显著增高，均较基值增加3～7倍；皮质腺瘤者反应较弱，约可增加2倍，但仅半数有反应；皮质癌为自主性，基值较高，不受促肾上腺皮质激素刺激影响；异源性促肾上腺皮质激素综合征分泌促肾上腺皮质激素量大者亦无反应或少数有反应。④伴男性化先天性肾上腺皮质增生症患者，由于21-羟化酶缺乏，尿17-羟皮质类固醇不增加或反应低于正常，而尿17-酮类固醇对照值甚高，兴奋后更高。

166. 地塞米松抑制试验有何用途？

地塞米松抑制试验是利用血中糖皮质激素对垂体释放促肾上腺皮质激素（ACTH）的反馈抑制原理而设计。临床上采用地塞米松作抑制试验，是由于它对下丘脑-垂体轴有强大的抑制作用，所需剂量小，其代谢产物由尿中排量甚微，不致影响类固醇的测定。

试验方法有小剂量抑制试验和大剂量抑制试验两种方法。

正常值：用 1 毫克法，正常人血浆皮质醇经地塞米松抑制后，可下降到对照值的 50% 以下；用 2 毫克法，正常人服药第二日尿 17-羟皮质类固醇降至对照值的 50% 以下，表示被抑制。

本试验临床意义：如口服小剂量地塞米松后，血浆皮质醇或尿 17-羟皮质类固醇与对照值相比下降不明显，提示肾上腺皮质功能亢进，进而可作大剂量地塞米松抑制试验，以区别其为皮质增生还是肿瘤。如服药第二日尿 17-羟皮质类固醇降低到对照值的 50% 以下，则为增生；如无明显改变，则为肿瘤。异位促肾上腺皮质激素综合征也不受限制。肾上腺性征异常患者，经小剂量地塞米松抑制后，如尿 17-酮类固醇为对照值的 50% 以下，其病变为肾上腺皮质增生，如降低不显著则提示肾上腺肿瘤。

167. 什么叫原发性醛固酮增多症？有什么临床特点？

原发性醛固酮增多症为肾上腺皮质病变（多数为腺瘤，少数为增生，癌瘤较少见），主要是分泌过多的醛固酮，引起远端肾小管对钠的再吸收增加，排出过多的钾、氢、铵和镁离子。钠的潴留导致细胞外液容量扩张，促使肾血流量增加，从而抑制肾素分泌。本病又简称原醛症，系一种继发性高血压症，发病率约占高血压症的 0.4％～0.5％。

本病临床特点分为 3 组表现：

(1)高血压：本病以长期高血压和顽固性低钾为特点。血压波动范围 20.0～32.0/12.0～17.3 千帕(150～240/90～130 毫米汞柱)，休息时平均为 22.7/14.1 千帕(170/106 毫米汞柱)。一般舒张压上升相对较高，伴有头痛、头晕、耳鸣、弱视、高血压眼底，甚至视乳头水肿等症群，酷似一般高血压病，但用降压药物后疗效较差。每一病例在病程的不同阶段，主要为持续性渐进性舒张期高血压，不呈恶性演变，不少病人常以此症而就诊。久患高血压症者常引起心肌肥厚、心脏扩大，甚至心力衰竭；晚期并发肾小动脉硬化和慢性肾盂肾炎。病人心电图有时示左心室高电压、心肌劳损，有时伴有房室传导阻滞、房性或室性早搏等。

(2)神经、肌肉功能障碍：由低血钾引起的阵发性肌肉软弱和麻痹为本病的另一特点，血钾越低，肌病越重。肌肉软弱及麻痹常突然发生，轻重不一，重时可波及上肢，以至全身，有时累及呼吸肌麻痹。常有弛缓性瘫痪，腱反射减低或消失，一般为对称性的。可持续数小时至数日，甚至数周，多数为 4～7 日。轻者神志常清醒，重者可模糊甚至昏迷。一般病人可自行恢复，但较重者必须及早抢救，给予口服或静滴钾剂。约 1/3 患者有阵发性手足搐搦和肌肉痉挛。

(3)失钾性肾病及肾盂肾炎：由于长期大量失钾，肾小管功能紊乱，水回吸收减弱，浓缩功能损伤，病人常有多尿、多饮，尿量增多可达 3 000 毫升/日，失水而引起烦渴。但对垂体后叶素(或抗利尿激素)治疗无效。本病的低钾血症临床表现常不明显，因此低钾血症将随病情加重而渐渐明朗化。

168. 高血压病人为什么要查血钾？

临床发现病人血压高于正常人的血压值时，要进一步查明病因，是属原发性高血压还是继发性高血压。而血钾是鉴别高血压病因的一项重要检查方法，尤其是原发性醛固酮增多症病人，临床特点就是高血压和低血钾两大症群。因醛固酮分泌过多时，主要病理生理特点为尿中长期大量丢失钾、氯化物、镁，排钠减少，引起血清钾、镁及氯化物下降及钠、二氧化碳结合力、pH值升高，出现低钾、低氯性碱中毒。一般血钾在3毫摩尔/升（3毫克当量/升）以下。在长期大量醛固酮作用下，此种失钾与其它原因引起者不同，表现顽固而不易纠正。由于钾大量丢失，细胞内、外液钾浓度均下降，特别是细胞外液钾浓度更低，神经、肌肉应激功能发生抑制，以致表现神经肌肉功能紊乱的临床症状，出现阵发性肌肉软弱和麻痹。血钾越低，肌病越重。当心肌受累则发生低钾心电图异常改变，出现心律失常。在长期大量失钾等情况下，肾小管上皮细胞功能严重紊乱，发生失钾性肾病及肾盂肾炎等并发症。而高血压病人临床上经常应用利尿剂降压治疗，如双氢克尿塞、速尿等，造成失钾。因此，高血压病人要及时查血钾，若血钾偏低，应及时补钾，避免引起更多的并发症。

169. 腹膜后充气造影是怎么回事？

腹膜后为一疏松的组织间隙，在此间隙充盈气体，能清晰显示出位于腹膜后的脏器及占位性病变，摄取所需要的X线平片。根据X线平片来分析、鉴别肾上腺肿瘤、肾肿瘤、腹膜后肿瘤（如腹膜后嗜铬细胞瘤、神经纤维肉瘤）等。

此种检查方法对诊断腹膜后肿瘤、肾及肾上腺肿瘤有良好的对比效果，方法简单易行。

做腹膜后充气造影，一般无并发症；但病人常感腹胀、不适,有颈部皮下气肿等,有时病人感到呼吸困难。对年老体弱、严重心血管疾患、高血压及呼吸功能不全者须禁忌用这种检查方法。近几年多用 B 型超声和计算机辅助的 X 线断层扫描代替此种检查方法。

170. 肾上腺放射性核素照像有什么用途?

肾上腺放射性核素照像是应用能被肾脏选择性分泌、浓缩和排泄的放射性药物,通过扫描或闪烁照像使肾脏显影,根据肾脏大小、位置、形态和功能情况来鉴别肾脏疾患。适用于肾占位性病变、异位肾、先天性畸形、肾结核以及了解肾移植后肾功能及排异情况。

本检查的临床意义及判断标准:①正常肾:俯卧位呈椭圆形,内外侧显影清晰,内侧中间稍凹陷。左肾略高于右肾,肾门相当于第 1、2 腰椎水平。放射性分布均匀、肾门区略稀疏。②占位性病变:肾外形扩大或失去正常形态,可见放射性缺损或密度减低区。见于肾肿瘤、肾脓肿及多囊肾。③肾位置异常或畸形肾:如马蹄肾、游走肾、盆腔肾等。④肾结核:可显示放射性缺损或整个肾脏不显影。⑤其它:可鉴别肾上腺皮质增生或肿瘤。

171. 肾动脉血管造影有何意义?

肾动脉造影分为导管法和选择性肾动脉造影。方法与步骤如下:

(1)导管法肾动脉造影:作股动脉直接穿刺或切开,将导管插入股动脉内,使其尖端达第 12 胸椎、第 1 腰椎平面。以高速度注入造影剂 30 毫升～40 毫升,并摄片,至少每秒摄 1 张,连续摄 3～4 张,于注射后 15 秒作肾实质期摄片。徐徐拔出导管,同时压迫穿刺点并缝合动脉及皮肤切口。

(2)选择性肾动脉造影:与上法相同,但根据需要可将导管分别送入左、右肾动脉(相当于第 1 腰椎水平),并做选择性肾动脉造影,每侧注射 60%～70%泛影葡胺 5 毫升～12 毫升;欲显示肾静脉时应注射造影剂 20 毫升～25 毫升,连续摄片要求同上。本法优点是病人反应较少,较安全,避免了主动脉其它分支与肾动脉的相互重叠,对侧肾也不受造影剂的影响;缺点为迷走血管及多源性动脉病变不易发现。

注意事项:

(1)穿刺、插管应防止产生血肿、动脉炎及栓塞。造影后局部加压 24 小时。

(2)如已有广泛动脉硬化、糖尿病或过去有过血栓和二尖瓣病变者,插管时间不宜过长,手术后可静脉滴注肝素 100 毫克～150 毫克。

(3)造影剂浓度不可过浓,以免引起急性肾功能衰竭、横断性脊髓损害和低血压等并发症。

(4)选择性造影不能作高压注射,以免引起血管破裂。

(5)造影后应密切观察 24 小时,以便及时发现和处理并发症。

禁忌证与并发症:碘过敏,肝、肾功能明显损害,主动脉高度硬化等,均为禁忌证。可能发生的并发症为:①大出血,见于动脉瘤和高血压等。②肾功能损害或暂时性抑制。③下肢截瘫。④造影剂注入动脉外,引起疼痛。

临床意义:

(1)有助于不明原因的血尿、肾血管疾病、迷走血管压迫输尿管的诊断和定位。

(2)有助于肾肿瘤与肾囊肿或肾上腺肿瘤与腹膜后肿瘤的定位和鉴别诊断。

172. 妊娠高血压综合征与高血压病如何鉴别？

妊娠高血压综合征与高血压病(原发性高血压)鉴别较难。两者也可同时存在,原有高血压病的病人,怀孕后约30%发生妊娠高血压综合征。妊娠高血压综合征与高血压病的鉴别要点见表16。

表16 妊娠高血压综合征与高血压病的鉴别要点

项　　目	妊娠高血压综合征	高血压病
过去病史	一向健康	有高血压病病史
发病年龄	多见于年轻初产妇	多见于年龄较大的经产妇
发 病 期	妊娠24周后	妊娠前
水　　肿	轻度→重度	无或轻度
蛋 白 尿	＋＋→＋＋＋	—～＋
眼底检查	小动脉痉挛	小动脉硬化、出血、渗出
血　　压	收缩压常在26.7千帕(200毫米汞柱)	常达26.7/14.7千帕(200/110毫米汞柱)或更高
预　　后	产后短期内恢复	产后血压持续升高

173. 哪几种症状性高血压可行手术治疗？

症状性高血压的防治主要应针对原发病。单侧肾脏病变、肾脏肿瘤、肾动脉狭窄、泌尿道阻塞、嗜铬细胞瘤、脑部肿瘤、脑部外伤、肾上腺皮质肿瘤或增生、主动脉缩窄和多发性大动脉炎等可实行手术治疗。及时而成功的手术治疗可使血压下降。

174. 什么情况下症状性高血压不宜手术治疗？

下列情况的症状性高血压不宜手术治疗:

(1)急性肾小球肾炎的症状性高血压。

(2)慢性肾小球肾炎的症状性高血压。

(3)慢性肾盂肾炎伴症状性高血压。

(4)肾病晚期——尿毒症。

(5)肾脏肿瘤广泛转移。

(6)原发性醛固酮增多症。

(7)结缔组织疾病伴高血压。

(8)女性绝经期伴高血压。

(9)高原性高血压。

(10)女性口服避孕药、长期应用肾上腺皮质激素伴高血压。

175. 肾性高血压宜用哪几种药物治疗？

要解决肾性高血压的药物治疗问题,首先要弄清什么是肾性高血压及肾性高血压的发病机制。

所谓肾性高血压,是由肾脏疾病引起的高血压,属于症状性高血压中最常见的一种高血压。

当肾脏发生肾实质或肾血管病变时,由于肾脏缺血和缺氧,肾脏即分泌多种引起血压升高的物质,其中最主要的是肾小球旁器分泌的大量肾素。肾素是一种蛋白水解酶,进入血液循环后与肝脏中形成的血管紧张素原(α_2-球蛋白)起作用,在氯化物激活酶的活化作用下,形成血管紧张素 I (10肽)。血管紧张素 I 经肺循环,在血管紧张素转化酶的作用下形成血管紧张素 II (8肽)。血管紧张素 II 又经过酶的作用脱去氨基端的天门冬氨酸转化为血管紧张素 III (7肽)。血管紧张素 II 能使周围小动脉强烈收缩和心脏搏动加强,使血压升高,血管紧张素 III 亦有轻度升血压作用。另外,血管紧张素 II、III 还能作用于肾上腺皮质球状带,促使醛固酮分泌增加,引起钠潴留和血容量增加,提高血管对儿茶酚胺及血管紧张素 II 等激素的敏感性。血管紧张素 II 使血压升高,而升高的血压反过来使动脉痉挛进一步加重,肾脏缺血缺氧亦加重,这样相互影响,使血压持续升高。

针对肾性高血压的发生机制,在选择药物方面,则凡能减少肾素释放或能抑制血管紧张素转化酶或能扩张肾动脉以改善肾脏供血供氧的药物均能起到降低肾性高血压的作用。当然对原发病的治疗是最主要的。常见治疗肾性高血压的药物主要有以下几类:

(1)抑制肾素活性的药物:可乐定、甲基多巴。

(2)血管紧张素转化酶抑制剂:巯甲丙脯酸。

(3)改善肾脏供血供氧,减少肾素释放的药物:肼苯哒嗪、双肼苯哒嗪、长压定。

(4)非特异性降压药物:利尿剂、中药等。

176. 安体舒通对原发性醛固酮增多症病人有何好处?

醛固酮是人体肾上腺皮质球状带分泌的一种激素,在正常情况下,对人体的水、电解质代谢起着重要的调节作用。但醛固酮异常增多时,则可引起人体一系列病理生理变化,导致一系列临床表现,即所谓的醛固酮增多症。安体舒通与醛固酮结构相似,但无醛固酮的生理作用,两者共同存在时,可相互竞争同一受体——醛固酮受体,从而使醛固酮与受体结合数量减少,减弱其生理作用,达到改善或消除由醛固酮过多所引起的症状或体征。

安体舒通究竟对原发性醛固酮增多症病人有什么好处,首先要了解原发性醛固酮增多症病人的病理生理变化。醛固酮的生理作用是排钾保钠,醛固酮分泌过多时,尿中长期大量丢失钾、氯化物、铵及镁,而排钠减少,引起血清钾、镁、氯化物下降,钠、二氧化碳结合力、pH 值增高,严重者出现低钾低氯性碱中毒。当机体大量失钾时,细胞内外液钾离子浓度均下降,但细胞外液钾更低,使神经肌肉应激性功能受到抑制,心肌失钾发生心律失常,肾小管上皮严重功能紊乱,局部抵抗力下降,常易并发肾盂肾炎等尿路感染。除失钾失氯外,碱中毒时血液及细胞外液中游离钙降低,加以失镁而血镁降低,常引起肢端麻木、手足搐搦。

以上病理生理变化以导致临床上长期血压升高和顽固性低血钾为特征,表现为肌无力、周期性四肢麻痹或抽搐、烦渴、多尿等。

安体舒通作为醛固酮的一种竞争性拮抗剂,临床上对原发性醛固酮增多症病人有以下好处:

(1)作为药物治疗,安体舒通可通过其竞争性的抑制作用,减少尿钾、氯化物、镁的排出,并使钠、二氧化碳结合力、pH 值下降,从而可减轻肌无力、周期性麻痹或抽搐、烦渴、多尿等症状,降低血压,达到改善原发性醛固酮病人临床症状的目的。

(2)安体舒通用于原发性醛固酮增多症病人的术前准备阶段,有利于控制血压和减少钾的排泄,对术中术后均有利。

(3)安体舒通还可用来对原发性醛固酮增多症病人进行诊断,即安体舒通试验。

安体舒通虽然对原发性醛固酮增多症病人有许多好处,但使用该药还会引起副作用,如长期使用此药,男性病人可出现乳房发育、阳痿;女性病人可出现月经失调、乳房胀满等,需予以注意。

四、高血压性心力衰竭

177. 什么是高血压性心力衰竭？

高血压性心力衰竭是由于血压长期升高使左心室负荷逐渐加重，左心室因代偿而逐渐肥厚和扩张而形成的器质性心脏病。

高血压性心力衰竭一般出现在高血压病（原发性高血压）起病数年至十余年后，根据心功能变化情况可分为心功能代偿期和心功能失代偿期。在心功能代偿期，病人可无明显自觉症状或感心悸；但在心功能失代偿期，则逐渐出现左心衰竭的症状。开始时仅在劳累、饱食或说话过多时感心悸、气喘、咳嗽，以后症状逐渐加重，并呈阵发性发作，多表现为夜间阵发性呼吸困难并有痰中带血，严重时可发生急性肺水肿。反复或持续的左心衰竭，可引起肺动脉高压，使右心室受累，发生右心衰竭，最终成为全心衰竭。高血压性心力衰竭在早期心脏未增大前，可仅有脉搏或心尖搏动强而有力，主动脉瓣区第二心音亢进，也可无特殊表现。随着病情发展，逐渐出现左心室增大的体征，如心尖搏动向左下移位，心尖搏动强而有力，呈抬举样搏动，心界向左下移位，心尖区和（或）主动脉瓣听诊区可闻及Ⅱ～Ⅲ/Ⅵ级收缩期吹风样杂音，主动脉瓣听诊区第二心音可因主动脉及其瓣膜硬化而呈金属调，可出现第四心音。心力衰竭时，皮肤粘膜出现紫绀，双肺可出现湿性啰音，心率增快，出现各种心律失常，心音低弱，心尖区可闻及舒张期奔马律，肺动脉瓣听诊区第二心音增强，可出现交替脉。后期出现颈静脉怒张、肝肿大、下肢水肿、胸水、腹水等。

引起高血压性心力衰竭的最主要因素是长期血压升高。

预防重点在于高血压病的预防和及时有效的处理。高血压病在第一、二期如能及时治疗,可获得痊愈或控制病情的进展。如血压能经常保持在正常或接近正常〔21.3/13.3千帕(160/100毫米汞柱)以下〕,则高血压性心力衰竭不易发生,病人可长期保持一定的劳动力;如血压呈进行性升高,则心脏受损越来越重,最终将会发生心力衰竭,丧失劳动力或死亡。

178. 高血压性心力衰竭的原因是什么?

凡伴有长期血压升高的疾病均能引起高血压性心力衰竭,如原发性高血压和各种继发性高血压。但由于高血压中以原发性高血压多见,故临床上所见本病多由原发性高血压引起。应当指出的是,对继发性高血压引起者,其心脏病不能视为单纯的高血压心力衰竭,因为导致继发性高血压的原发病也可引起心脏病变,如肾小球肾炎既能导致继发性高血压,也能引起肾脏病性心脏病变,即使在原发性高血压引起的高血压心力衰竭中,也有其它因素参与导致心力衰竭的发生,特别是长期的血压升高促使动脉粥样硬化,这必然会影响高血压性心力衰竭的发生发展过程。

随着血压升高,必然导致循环阻力逐渐增加,而左心室要维持正常的心搏出量,就必须克服比正常血压要大很多的后负荷。长此下去,一般在血压升高数年至十数年后,左心室必然逐渐发生代偿性向心性肥厚以克服增大的后负荷,心肌纤维肥大,间质纤维组织增生,随着病程进展,左心室逐渐扩张,左心室舒张期压力逐渐增加,心脏功能逐渐失去代偿而出现左心衰竭。左心衰竭后,舒张期左心房血液向左心室灌注受阻,左心房压力增高进而导致肺动脉高压,右心室因而亦逐渐肥厚并扩大,最后发生右心衰竭而导致全心衰竭。

由此可见,导致高血压心力衰竭的最主要原因是长期持续性的血压升高,因此,要减少该病的发生率,最重要的是尽早控制高血压,避免长期持续性高血压状态。

179. 高血压性心力衰竭的早期临床表现有哪些?

本病的早期表现一般均不典型,临床上以体格检查所见较为重要,病人可无明显自觉症状或仅有轻度不适,如心悸、头痛等,而且这些症状主要是高血压的一般症状,无特殊性。随着高血压病程的进展,病人逐渐出现以下体征:早期在左心室向心性肥厚而无扩大阶段,除血压升高外,体格检查可发现脉搏洪大,心尖搏动增强,主动脉瓣区第二心音亢进;在左心室扩大阶段,心尖搏动向左下移位,呈抬举样心尖搏动,心浊音界向左下扩大,心尖部第一心音增强,可有收缩期吹风样杂音(相对性二尖瓣关闭不全或乳头肌功能失调所致),主动脉瓣区第二心音呈高亢金属调,并有收缩期吹风样杂音(由相对性主动脉瓣狭窄所致);病程进一步发展,当左心室明显扩大,主动脉瓣亦发生粥样硬化病变时,主动脉瓣第二听诊区可闻及舒张期水波样杂音(由功能性或器质性主动脉瓣关闭不全所致),并可闻及第四心音及各种心律失常如心房纤颤、早搏等。尽管此期体格检查可以发现上述异常体征,但病人心功能一般均处于代偿期,无心力衰竭的表现。

在本病的早期阶段,因其临床表现不典型,需借助一系列辅助检查才能发现,故容易被忽视,使高血压性心脏病不能被及早发现和治疗,结果病变继续发展,心脏受损越来越重,终至心力衰竭。因此,在高血压病或继发性高血压病一旦被确诊,即应尽早定期进行体格检查及必要的辅助检查,如心脏 X 线检查、超声心动图等,在有效控制高血压的同时,对心脏病变做到及时检查、及时发现、及时治疗,防止或减轻心脏病变。

180. 高血压性左心衰竭有哪些表现？

代偿期高血压性心脏病如果血压升高的因素不能除去，病情进一步发展，心脏功能则必然受影响，导致左心衰竭。左心衰竭期是高血压性心脏病的相对晚期阶段，病人除有体格检查所见的明显异常体征外，还会出现明显的自觉症状。开始时仅在劳累、饱食或说话过多时发生心悸、气短、咳嗽（咳嗽为刺激性，无痰或少量白痰），随着病情进展，上述症状在无明显诱因的情况下亦可阵发性发作。常在夜间发生，病人在午夜睡眠中因呼吸困难而憋醒，被迫坐起一段时间后呼吸困难逐渐平息，此种情况被称为夜间阵发性呼吸困难及端坐呼吸。发生上述情况的原因，一般认为与以下因素有关：①夜间睡眠中迷走神经兴奋性相对增强，冠状动脉收缩使心脏供血减少。②平卧位后横膈上升，双肺受压，影响呼吸。③平卧位时心脏血液回流增加，心搏出量增加，使肺部淤血加重而影响呼吸。病情进一步发展，病人在平卧休息时亦可发生呼吸困难，病人被迫采取坐位或半坐位，咳嗽、咯痰，痰中可带血丝；严重情况下可发生急性肺水肿，这时病人呼吸极度困难，剧烈咳嗽，咯白色或粉红色泡沫样痰。体格检查见病人呈端坐位，呼吸急促、费力，口唇紫绀，双肺可闻及湿性啰音，肺水肿时全肺均满布湿性啰音和哮鸣音，心尖搏动减弱，心界向左下扩大移位，心率增快，可有心律失常，心尖区可闻及奔马律，肺动脉瓣区第二心音亢进，脉搏细速，可有交替脉。

发生左心衰竭后，如不能对血压升高和左心衰竭进行有效的处理，左心衰竭不能及时纠正，心脏负担必将越来越重，最后右心室亦受累而导致全心衰竭。

181. 高血压性心力衰竭能发展为全心衰竭吗？

高血压性心力衰竭病人出现左心衰竭后，如高血压状态持续存在或血压进一步升高,左心衰竭不能得到及时相应的处理,则左心房内压力因左心室舒张期血液充盈受阻而升高,导致肺动脉高压,故右心室逐渐肥厚、扩大,最后发生右心衰竭,最终发展为全心衰竭。当发生全心衰竭时,病人逐渐出现水肿,一般水肿多从下肢开始,逐渐向上延伸;严重者除皮下水肿外,还可出现胸水和腹水,尿量减少,紫绀加重,病人除具有左心衰竭期明显的自觉症状外,出现腹胀、食欲减退、恶心、呕吐。体格检查可见病人皮肤粘膜明显紫绀,颈静脉怒张,胸腔下部叩诊可呈实音,双肺湿啰音较左心衰竭期有所减少,心界向两侧扩大,心率增快可达 100 次/分以上,心尖部第一心音低弱,可闻及舒张期奔马律,可有各种心律失常(如早搏),胸骨下缘可闻及收缩期吹风样杂音(由相对性三尖瓣关闭不全所致),腹部因腹腔积液可以隆起,可有腹壁静脉曲张,肝脏肿大,有压痛,移动性浊音阳性,骶尾部、阴囊、下肢均可出现凹陷性水肿。辅助检查方面,血常规可因长期疾病出现血红蛋白降低,亦可因肺部感染出现白细胞总数升高;尿常规可有轻度蛋白尿,少量透明或颗粒管型和少量红细胞,可有轻度氮质血症;肝脏方面可有谷丙氨酸氨基转移酶及胆红质增高;心脏 X 线检查示心影向两侧增大,上腔静脉阴影增宽,胸腔内有弧形密度增高影(提示胸腔积液)和横膈抬高(提示腹腔积液);超声心动图检查示心脏各腔增大,心肌活动减弱,二尖瓣、主动脉瓣、三尖瓣均可有舒张期返流。

182. 高血压性心力衰竭病人尿液检查可有异常变化吗?

高血压心力衰竭病人虽然病变主要在心脏,然而由于引起该病的因素——高血压在其发展过程中不仅对心脏产生损害,而且对全身多个脏器亦发生不同程度的损害。在由肾脏疾病如肾小球肾炎引起的继发性高血压而导致的高血压性心力衰竭病人中,由于其原发病尿液检查有特征性改变,因而其尿液检查随原发病的不同而不同。而由原发性高血压引起的高血压性心力衰竭病人,虽然在起病时多无肾脏疾患,但随着病情发展,其高血压常可引起肾脏的一系列变化,如肾动脉粥样硬化、肾小球变性、心功能失代偿期有效循环血量不足导致肾脏供血减少等。因此,病人尿液检查往往可以出现异常表现,如夜尿增多或尿量减少,尿比重减低,少量蛋白、透明或颗粒管型,少量红细胞,轻度氮质血症等。疾病晚期肾功能受损较重时可出现大量尿蛋白、红细胞和管型,酚红排泄试验异常。这些变化尤其在心功能失代偿期明显,而随着心功能改善,可有一定程度的恢复。

183. 高血压性心力衰竭病人的胸部 X 线特点是什么?

高血压性心力衰竭是在原发性高血压或继发性高血压发展过程中心脏逐渐受到损害而后发生的。其病变过程是一个逐渐发展的动态过程,胸腔内病变由单纯的主动脉高血压性改变逐渐累及心脏,最后又导致肺部一系列改变。因此,高血压性心力衰竭病人的胸部 X 线检查亦具有阶段性特点。

在早期心肌呈向心性肥厚而心脏未增大前,胸部 X 线检查仅可见主动脉纡曲、延长,其弓或降部扩张,主动脉钙化等。在心脏增大后,可有左心室扩大,整个心脏呈靴形;发生心力衰竭后,心脏可明显扩大(全心衰竭时,左右心室均增大或扩大),肺上部静脉扩张,肺纹理加深,肺小叶间隔由于肺间质水肿形成间隔线;发生急性肺水肿时(肺泡性肺水肿),可见肺门显著充血,呈蝴蝶形模糊阴影;在全心衰竭时,除心影向两侧扩大外,尚可见上腔静脉阴影增宽,单侧或双侧胸腔内出现弧形密度增高阴影(提示胸腔积液的发生),可有横膈抬高(表示腹腔内出现积液)。

184. 高血压性心力衰竭病人的心电图、心向量图和超声心动图检查有何变化？

高血压性心力衰竭是由于长期血压升高使心脏负荷增大，由此引起心肌肥厚、心脏扩大而最终导致心力衰竭的，因此该病病人心电图、心向量图及超声心动图检查必然出现相应的异常变化。

在心电图方面，可出现单纯左心室肥大及（或）劳损，也可有双侧心室肥大及（或）劳损，并可出现各种心律失常，如心房纤颤、房性或室性早搏、各种传导阻滞，有时还可见 P 波增宽或出现切迹，V_1 导联中 P 波终末电势（PTF-V_1）增大。

在心向量图方面，单纯左心室肥大阶段，主要表现为水平面 QRS 环初起向量明显增大且偏向右方，整个环体更偏向左后方。QRS 环的终末向量不回归零点而直接与 T 环连接，使 QRS 向量环不能正常闭合而出现 ST 向量，T 环的方向与 QRS 环方向相反，使平均 QRS 环向量与平均 T 向量间角度增大，QRS-T 夹角因之增大。在双侧心室肥大时，心电向量表现在额面上，QRS 环呈顺时针向运行，环偏向右下方，因而呈现 QRS 环电轴右偏；在水平面上，呈逆时针向运行，初起向量指向右前或左前方，且较正常增大，最大向量指向后方，亦较正常增大。由于向前及向后的向量异常增大，使 QRS 环表现为具有特征性的饼盘状。

在超声心动图检查方面，可见主动脉扩张，左右心室壁肥厚和各心腔扩大；发生心力衰竭时，可见心肌运动减弱，二尖瓣、三尖瓣及主动脉瓣有舒张期返流，射血分数减低等。

185. 诊断高血压性心力衰竭的依据是什么？

高血压性心力衰竭是在原发性高血压或继发性高血压的发展过程中，长期血压升高，使左心室后负荷逐渐加重，左心室因代偿而逐渐肥厚、扩张,最后发展为心力衰竭的器质性心脏病变。

诊断高血压性心力衰竭主要依据有以下几点:

(1)有长期高血压病史。

(2)在心功能代偿期仅有高血压的一般症状;当心功能代偿不全时,可出现左心衰竭的症状,轻者仅于劳累后出现呼吸困难,重者则出现端坐呼吸、心源性哮喘,甚至发生急性肺水肿;久病患者可发生右心衰竭最终导致全心衰竭。

(3)体格检查发现心尖搏动增强呈抬举性,心界向左下扩大,主动脉瓣区第二心音亢进可呈金属调,肺动脉瓣听诊区可因肺动脉高压而出现第二心音亢进,心尖区或(和)主动脉瓣区可闻及 Ⅱ~Ⅲ/Ⅵ级收缩期吹风样杂音,左心衰竭时心尖部可闻及舒张期奔马律。全心衰竭时,皮肤粘膜重度紫绀、颈静脉怒张、肝肿大、水肿及出现胸、腹腔积液等。

(4)心电图检查有单侧或双侧心室肥大及(或)劳损,P 波增宽或出现切迹,V_1 导联中 P 波终末电势(PTF-V_1)增大,各种心律失常等。胸部 X 线检查有主动脉纡曲扩张,左心室或全心扩大,肺间隔线出现,肺淤血等。超声心动图示单侧心室或双侧心室肥厚扩大,二尖瓣、主动脉瓣、三尖瓣返流,射血分数降低等。

186. 高血压性心力衰竭的治疗原则是什么?

高血压性心力衰竭其发生发展的最重要因素是长期持续地处于高血压状态。因此,在高血压性心力衰竭的治疗中,高血压的治疗是至关重要的一环,尤其是在心力衰竭未发生前,应采取各种有效措施着重治疗高血压。

对于原发性高血压病,应根据分级治疗的原则选用合适的降压药物和其它必要的有效辅助措施控制血压在正常或接近正常范围内；要注意休息，避免劳累，合理安排作息时间，参加力所能及的工作、体力劳动及体育锻炼，避免感染等能增加心脏负担的因素，以防发生心力衰竭。对于继发性高血压，首先要针对引起血压升高的原发病进行治疗，同时采取有效的降压措施，力争血压控制在正常范围内，防止或减缓心力衰竭的发生。当发生心力衰竭时，一方面，及时采取强心、利尿、扩张血管、减轻心脏前后负荷等积极治疗措施纠正心力衰竭，同时继续降低升高的血压，防止心脏负担进一步加重而使心脏病变更加严重。发生并发症时应针对不同情况采取相应的治疗措施。概括起来讲，高血压性心力衰竭的治疗原则是：在心力衰竭未发生前即应着重治疗高血压，应用降压药物和其它措施降低血压，并避免劳累、感染等因素，以防发生心力衰竭；发生心力衰竭后，一方面积极治疗心力衰竭，一方面继续降压，防止和治疗各种并发症。

187. 高血压性心力衰竭的治愈、好转标准是什么？

高血压性心力衰竭是可以治疗的，而且如果治疗及时、得当，是可以取得良好效果的。

根据中国人民解放军总后勤部卫生部所编《临床疾病诊断依据治愈好转标准》，高血压性心力衰竭的治愈标准是治疗后血压恢复正常范围，自觉症状消失，心功能基本恢复正常。

好转标准是，治疗后舒张压下降≥2.6千帕（20毫米汞柱）或下降达到临界高血压，症状减轻或消失。

五、高血压危象

188. 什么是高血压危象？

高血压危象是指发生在高血压病（原发性高血压）过程中

的一种特殊临床现象,也可见于症状性高血压(继发性高血压)。它是在高血压的基础上,周围小动脉发生暂时性强烈收缩,导致血压急剧升高的结果。可发生在缓进型高血压病的各期(尤其是第一、二期),亦可见于急进型高血压病。其诱发因素可为精神创伤、情绪变化、过度疲劳、寒冷刺激、气候变化和内分泌失调(如绝经期或经期)等。临床上主要表现为血压突然升高,一般以收缩压升高为主,严重时舒张压亦升高,心率增快;有自主神经功能失调的症状,如异常兴奋、发热、出汗、口干、皮肤潮红(或面色苍白)、手足发抖等。病人感剧烈头痛、眩晕、耳鸣、恶心、呕吐、神志变化、气急、心悸、视力模糊或暂时失明、腹痛、尿频、少尿或排尿困难,甚至出现心绞痛、脑水肿、肾功能衰竭等严重并发症等表现,发作时测血压收缩压可上升超过 26.7 千帕(200 毫米汞柱)。上述症状发作一般历时短暂而迅速恢复,但容易复发。发作时化验尿常规可有少量红细胞和蛋白,血中肌酐和尿素氮、游离肾上腺素或去甲肾上腺素可增加,发作时及发作后血糖可以升高。眼底检查可有出血、渗出或视神经乳头水肿。该危象是高血压病程中的一种严重症状,病情凶险,尤以并发高血压脑病、急性心力衰竭或急性肾功能衰竭时,一旦症状发作,需及时采取有效措施,否则可导致死亡。

189. 高血压危象发生的原因是什么?

高血压危象是发生在高血压病程中的一组特殊临床症候群。引起高血压危象的原因有多种,简言之,即在各种高血压的病程中,由于某些因素的诱发均可引起高血压危象。如它可以发生于缓进型或急进型高血压病、多种肾性高血压(包括肾动脉病变、急性或慢性肾小球肾炎、慢性肾盂肾炎、肾脏结缔组织病变等所致的高血压)、嗜铬细胞瘤、妊娠高血压综合征、卟啉病(紫质病),也可见于急性主动脉夹层动脉瘤和脑出血;在下列诱发因素:如精神创伤、情绪激动、过度疲劳、寒冷刺激、气候变化和内分泌失调(如经期或绝经期)的作用下,原有高血压的病人其周围小动脉突然发生暂时性强烈痉挛收缩,使血管外周阻力骤然增高,血压急剧地进一步升高,导致一系列临床症状如严重头痛、眩晕、神志变化、恶心、呕吐、腹痛、呼吸困难及心悸等。上述症状发作一般持续时间短暂。在用单胺氧化酶抑制剂治疗中的高血压病人如果进食富含酪胺的食物,如干酪、扁豆、腌鱼、红葡萄酒、啤酒等,或应用拟交感神经药物后,可使积聚于节后交感神经末梢的儿茶酚胺释放,导致全身小动脉痉挛,亦可引起血压急剧升高而发生高血压危象。

190. 高血压危象的临床表现是什么?

高血压危象是发生在高血压病程中的一种严重病情变化。一般在各种高血压的病程中受某种或多种诱因作用下突然起病,临床表现凶险,病人出现剧烈头痛、耳鸣、眩晕或头晕、神志变化、恶心、呕吐、腹痛、尿频、少尿、排尿困难、视力模糊或暂时失明;病人常有自主神经功能失调的症状,如异常兴奋、发热、出汗、口干、皮肤潮红或面色苍白、手足颤抖等。体格检查可见病人烦躁不安或精神萎靡,血压显著升高,常以收缩压升高为主,可达 26.7 千帕(200 毫米汞柱)以上,舒张压亦可增高到 14.7 千帕(110 毫米汞柱)以上,心率加快;严重情况下并发心、脑及肾脏病变时可各有不同的特殊表现,如在并发高血压脑病时,病人出现神志模糊或昏迷、喷射性呕吐、抽搐、暂时性局部感觉或运动障碍,如眼球震颤、局限性肢体感觉减退或肢体无力、癫痫样抽搐以及巴彬斯基征等病理反射阳性,眼底检查示视神经乳头水肿或出血;并发心脏病变时病人可出现心绞痛、心律失常或急性心力衰竭的症状,其中主要为急性心力衰竭,病人表现为憋气、呼吸困难、端坐呼吸、咳嗽、咯泡沫样痰等症状,体格检查双肺可闻及湿啰音、心界增大、心率增快、心音低弱、心尖区舒张期奔马律等。并发右心衰竭时尚有颈静脉怒张、肝肿大、胸腔或腹腔积液、周围性水肿、紫绀等;并发急性肾功能不全时,病人出现少尿或无尿,全身水肿等。

191. 高血压危象实验室及眼底检查有何异常变化?

当出现高血压危象时,全身小动脉均可发生暂时性强烈收缩,一方面引起血压急剧升高,另一方面导致多脏器缺血缺氧,出现一系列功能异常的表现。同时,小动脉本身亦可因痉挛收缩出现血管壁异常改变而渗出或出血,其中脏器受累以心、脑、肾、眼最为多见。

肾脏受累时,尿常规检查可出现少量蛋白、红细胞、颗粒或透明管型;酚红排泄率减低;血尿素氮和肌酐增加,尿素或内生肌酐清除率减低等。

脑受累出现高血压脑病时,主要表现为脑脊液压力升高,脑脊液内蛋白含量增高。

眼动脉受累出现眼底渗出或出血,视神经乳头水肿。

另外,血中游离肾上腺素或去甲肾上腺素可增加,血糖亦可升高。

192. 高血压危象应怎样治疗?

高血压危象是高血压病程中一种紧急情况,如不及时处理,可以致命。所以,一旦发生高血压危象,应争分夺秒,尽快降低血压,防止发生更严重的并发症。

(1)须迅速降压。病人取半卧位,立即采用静脉注射或滴注降压药物的措施,将舒张压降到14.7千帕(110毫米汞柱)以下,可选用:①氯苯甲噻二嗪 200 毫克~300 毫克静脉注射,15～30秒内注射完毕,必要时2小时后再注射1次。②硝普钠30毫克～100毫克加入5％葡萄糖液500毫升中避光静脉滴注,每分钟10～30滴,根据血压调节用量。③溴化六甲双胺50毫克置于5％葡萄糖液500毫升中静滴,根据血压调节滴速。④阿方那特(咪噻芬)500毫克置于5％葡萄糖液500毫升中静脉滴注,每分钟2毫克～3毫克,根据血压调节用量。⑤冬眠合剂全剂量或半剂量,全剂量用氯丙嗪50毫克,异丙嗪50毫克,度冷丁100毫克加入10％葡萄糖液500毫升中静脉滴注。⑥汉防己甲素120毫克,以25％葡萄糖液20毫升～40毫升稀释后静脉注射。⑦八厘麻毒素1毫克加入10％葡萄糖液200毫升内以每分钟20微克～30微克速度静滴,总量1毫克左右。⑧利血平1毫克加入25％葡萄糖液20毫升～40毫升内静脉注射或1毫克～2毫克肌内注射,每日1～3次。⑨可乐定0.15毫克加入50％葡萄糖液20毫升～40毫升内静脉注射。⑩速尿或利尿酸钠25毫克～50毫克加入50％葡萄糖液20毫升～40毫升内静脉注射。⑪25％硫酸镁10毫升以25％葡萄糖液20毫升稀释后缓慢静脉注射。

由嗜铬细胞瘤引起或高血压病在服单胺氧化酶抑制剂过程中发生者,宜应用α-肾上腺素能受体阻滞剂,如酚妥拉明5毫克～10毫克加入50％葡萄糖液20毫升内静脉注射,继以25毫克～50毫克加入5％葡萄糖液中静脉滴注。如病人同时伴有心律失常,常需考虑应用β-受体阻滞剂时,必须同时给予α-肾上腺素能受体阻滞剂以防血压升高。

(2)血压降低后,如病情稳定,可改用口服降压药物维持,如血压仍有波动可继续应用降压药物静脉滴注一段时间。

(3)发生抽搐的病人可选用安定10毫克～20毫克或副醛3毫升～5毫升静脉注射,苯巴比妥钠0.1克～0.2克肌内注射或 10％水合氯醛 10 毫升～15 毫升保留灌肠。

（4）如果病人自主神经功能失调症状明显,宜给予镇静剂,并发高血压脑病、心力衰竭、肾功能衰竭的病人应给予相应治疗。

193. 高血压危象的治愈、好转标准是什么?

按照中国人民解放军总后勤部卫生部所编《临床疾病诊断依据治愈好转标准》所规定,高血压危象治愈好转标准如下:

治愈标准:高血压危象经积极治疗后,症状消失,血压及实验室检查恢复至发作前水平。

好转标准:高血压危象经治疗后舒张压下降≥2.6 千帕(20 毫米汞柱)或下降达到临界高血压,症状减轻或消失。

194. 高血压危象预后如何?

高血压危象是由多种原因引起的一种高血压的特殊临床现象,其病因复杂多样,预后亦随病因不同而不同。

多数病人其原发病病情温和,进展缓慢,如缓进型原发性高血压及一些肾性高血压、嗜铬细胞瘤等,虽然发作时血压极度升高,症状明显,但发作持续时间短,降压药物效果好,血压降低后症状迅速消失,预后一般较好。原有高血压病病情严重、进展迅速的病人如急进型原发性高血压、急进型肾炎等,预后较差。并发高血压脑病、急性左心衰竭和急性肾功能衰竭者因脏器病变严重,降压药物治疗效果差等因素,故预后亦较差。

195. 如果病人血压突然升高应如何处理?

临床上患者血压突然升高是比较常见的,比如嗜铬细胞瘤患者血压可突然升高至 29.3/16.0 千帕(220/120 毫米汞柱)以上,伴有头痛、头晕、多汗、抽搐甚至意识丧失。此时应紧急降压对症处理。还有主动脉夹层动脉瘤的患者,血压也有突然升高,伴有剧烈胸痛等临床表现,需紧急降压、对症或外科处理。但大多数高血压病人无临床症状或症状很轻,即使血压在较高水平也无任何不适之感。有一些高血压病人在血压偏高时就有头痛、头晕的症状,尤其是当血压超过 24.0/16.0 千帕(180/120 毫米汞柱)时症状就更明显。然而血压高低与症状(如头痛)不一定呈线性关系,也就是血压越高,症状不一定越明显,有时血压不太高,症状却十分明显;有时血压虽高,头痛反而减轻。因此及时到医院测血压,掌握患者血压变化规律是十分必要的。当然,高血压患者最好自己备一个血压计,自己或家属都会准确地测量血压是较为理想的措施。如果发现患者血压升高,应该及时处理,否则延误治疗会导致严重并发症,如脑出血、急性左心衰竭或急性心肌梗死。

如果发现血压突然升高至 26.7/16.0 千帕(200/120 毫米汞柱)以上时,先前未曾或偶用降压药者,应先舌下含心痛定半片(5 毫克)或尼群地平,如果 5 分钟后血压下降不明显,再含 10 毫克,10 分钟后复测血压,血压仍在较高水平,可以重复用药。如果住院治疗,可以静脉滴注压宁定 50 毫克～100毫克(溶于 5% 葡萄糖盐水 250 毫升)。硝普钠 50 毫克(溶于5% 葡萄盐水 500 毫升),酌情增减剂量,调整血压。

如果患者有脑出血的病史,若血压再度升高,必须紧急降压,以避免再次脑出血。如果有脑血栓形成的病史,血压不应降至过低,否则会发生脑供血不足、冠状动脉供血不足等。因此对已有心脑血管并发症的高血压患者,应该控制血压的降压程度。

为了避免血压突然升高,应该注意防止工作过分紧张,过度疲劳或在寒冷条件下较长时间工作。过度兴奋,睡眠不佳,过度悲伤都会使血压明显升高。特别是长期服药,突然停药也会出现血压升高的现象。因此,上述情况均应避免,以防止血压突然升高而发生意外。

六、高血压脑病

196. 什么是高血压脑病?

高血压脑病是发生在高血压病(原发性高血压)或症状性高血压(继发性高血压)过程中的一种特殊的临床现象。在血压显著升高的情况下,脑小动脉发生持久而严重的痉挛后,出现被动性或强制性扩张,脑循环发生急剧障碍,导致脑水肿和颅内压升高,从而出现一系列临床表现。它可发生于急进型或严重的缓进型高血压病病人,尤其是高血压病病史长,并发明显脑动脉硬化者;在妊娠高血压综合征、肾小球肾炎、肾动脉性高血压、嗜铬细胞瘤、慢性肾盂肾炎等病中亦可发生。临床上,在高血压脑病起病前,病人常先有血压突然升高、头痛、烦躁、恶心、呕吐等症状,继之出现剧烈头痛、喷射性呕吐、心动过缓或心动过速、脉搏洪大、呼吸困难或减慢、视力障碍、黑矇、抽搐、意识模糊甚至昏迷。也可出现暂时性偏瘫、半身感觉障碍、失语等表现。测血压可发现收缩压和舒张压均显著升高,但以舒张压升高更明显。眼底检查可见视神经乳头水肿。脑脊液检查可见脑脊液压力升高,蛋白含量升高。

高血压脑病是发生于高血压过程中的一种严重并发症,一旦发生,即应尽快采取紧急降压措施降低血压,情况可望好转,否则,可因颅内压升高造成不可逆转的脑损害或发生脑疝而导致死亡。

197. 高血压脑病的病因是什么？

高血压脑病可由多种伴有高血压的疾病引起,特别是高血压病病史长、脑血管有显著硬化的患者。它多发生于急进型高血压病和严重的缓进型高血压病患者,亦可发生于妊娠高血压综合征、肾小球肾炎、肾动脉性高血压、嗜铬细胞瘤的病人中。发生于缓进型高血压病的病例,一般病情严重,血压升高达到或超过 33.3/20.0 千帕(250/150 毫米汞柱)。少见的原因可有主动脉缩窄、原发性醛固酮增多症等。

198. 高血压脑病是如何发生的？

高血压脑病发病机制复杂,至今尚不十分清楚,但一般认为可能与脑循环的自动调节功能失调有关。

在正常情况下,脑动脉系统有一套完善的自动调节能力,脑动脉口径的大小不依赖于自主神经系统的调节,而直接由动脉壁的平滑肌对血管作出舒缩反应。当血压升高时,脑小动脉收缩,脑内血液不至于过度充盈;血压降低时,脑小动脉则因充盈度减轻而扩张,以保证脑的血液供应不至减少,使脑血流能保持在稳定而波动幅度较小的范围内。但这种调节能力是有一定限度的,当平均动脉压超过上限 21.3 千帕(160 毫米汞柱)或低于下限 8.0～9.3 千帕(60～70 毫米汞柱)时,脑动脉的这种调节功能则可丧失。

当血压超出脑动脉自动调节范围时,脑小动脉不能依靠其自动调节能力发生收缩,而出现被动性或强制性扩张,于是脑血流量增加,脑被过度灌注而产生脑水肿,并导致毛细血管壁变性坏死,继发斑点状出血和小灶性梗塞。因此认为,高血压脑病的发生主要的不是脑小动脉痉挛性收缩,而是脑动脉自动调节功能丧失所致的脑小动脉被动或强制性扩张,从而发生脑血流过度充盈而引起。

199. 高血压脑病的临床特点是什么?

高血压脑病是脑小动脉被动性或强制性扩张,脑循环发生急性障碍,导致脑水肿和颅内压增高所引起的一种特殊临床现象,可以看作发生于脑部的高血压危象。它的发生常在原有高血压基础上血压进一步突然升高引起。①临床特点主要有脑水肿和颅内压增高,局限性脑实质性损坏的表现。②临床表现为:高血压脑病起病前先有血压突然升高,发生头痛、恶心、呕吐、烦躁不安等,继之出现剧烈头痛、喷射性呕吐、心动过缓(有时为心动过速)、脉搏有力、呼吸困难或减慢、视力障碍、黑蒙、抽搐甚至昏迷等,也可出现暂时性偏瘫、偏身感觉障碍、失语等。如果能迅速采取有效的降压等措施,上述症状可消失;否则,脑水肿和颅内压增高将继续加重,势必导致脑的不可逆转性损害,病人则将出现持久性偏瘫或局限性肢体感觉运动障碍等。

200. 高血压脑病与脑血栓形成或脑栓塞如何鉴别?

高血压脑病是在原有高血压基础上,血压进一步突然升高,脑小动脉自动调节功能失调,脑小动脉被动或强制性扩张,导致脑血流量骤增而引起脑水肿和颅内压增高所引起的一种特殊临床现象。其发病前常有血压突然升高,病人先有头痛、恶心、呕吐、烦躁不安等症状。其症状特点主要为脑水肿和颅内压增高的临床表现,因而头痛剧烈,可发生喷射性呕吐,可有严重意识障碍如昏迷。而实质性脑损害所造成的视力、视野、躯体感觉运动障碍则少见,即使有亦较短暂。体格检查血压严重升高,心动过缓,脉搏有力,眼底检查有视神经乳头严重水肿,脑脊液压力显著升高,其中所含蛋白增加。脑血栓形成或脑栓塞起病前常无任何前驱症状,脑血栓形成常在平静中起病。而脑栓塞则起病急骤,因为脑血栓形成和脑栓塞部位一般比较局限,所以多不至于引起严重的脑水肿和颅内压增高,因此,头痛多不严重,昏迷少见,血压可不高或轻、中度升高,有明确的固定性神经体征,如视力障碍或视野缺损、眼球运动障碍、失语或言语不清,有特定躯体感觉运动障碍等,脑电图有局灶性脑实质损坏改变,计算机辅助的 X 线断层扫描检查可发现局部脑梗塞灶。

201. 高血压脑病如何与脑出血或蛛网膜下腔出血相鉴别?

高血压脑病是脑的小动脉自动调节功能失调,脑血流量过度增加,导致脑水肿和颅内压增高所引起的一系列临床表现,主要有剧烈头痛、喷射性呕吐、神志障碍、视神经乳头水肿等,而固定性神经体征少见或者短暂存在。脑出血和蛛网膜下腔出血往往亦由长期血压升高并发脑的小动脉硬化,在某种因素诱发下血压骤升而引起,且因出血量往往较大,病人亦可有严重脑水肿和颅内压升高,表现出严重头痛、昏迷等与高血压脑病相似的特征;但脑出血或蛛网膜下腔出血病人往往脑损伤程度更严重,故常迅速发生深昏迷,病情进展迅速,常在数分钟至数十分钟达到高峰,而且脑出血病人有明确的固定性神经体征,如偏盲、偏身感觉障碍、偏瘫、失语等。蛛网膜下腔出血者有明显的脑膜刺激征,两者脑脊液检查都有脑脊液压力增高,脑脊液呈现血性,计算机辅助的 X 线断层扫描检查可发现脑实质内(脑出血)及蛛网膜下腔内(蛛网膜下腔出血或脑出血破入蛛网膜下腔)有高密度区,这些在高血压脑病患者中均不多见,可资鉴别。

202. 高血压脑病与颅内占位性病变有什么不同?

高血压脑病是发生在高血压过程中的一种紧急病情变化,可以视为发生于脑部的高血压危象,其发病急骤,病情进展快,病程一般较短,病情发作时无明确固定性神经体征,脑计算机辅助的 X 线断层扫描(CT)检查少有实质性脑损害,如果处理及时得当,则症状、体征可完全消失,恢复至高血压脑病发病前的水平。

颅内占位病变是指出现于脑内的新生物,一般多为肿瘤,亦可为脓肿或寄生虫等。一般起病缓慢、隐袭,病情呈进行性加重。逐渐出现颅内压增高的特征性表现,如头痛、呕吐、视神经乳头水肿,逐渐出现固定性局灶性神经体征并逐渐加重。脑电图、脑部放射性核素检查示局部实质性病损,脑计算机辅助的 X 线断层扫描检查可见局灶性病变,显示为正常脑室结构的畸变和脑实质内低密度的水肿区,注射造影剂后,可显示高密度肿瘤区,常呈环形,围绕一个可为射线透过的中心区。眼底检查可见视神经乳头水肿,但无动脉痉挛;脑脊液检查可有脑脊液蛋白含量显著升高,这些均与高血压脑病不同。

203. 高血压脑病的治疗原则是什么?

高血压脑病是高血压病(原发性高血压)发病过程中的一种紧急病情恶化,是发生于脑的高血压危象,如不能得到及时有效的治疗,可以导致死亡。高血压脑病治疗的原则是:

(1)迅速降低血压:选用静脉注射或静脉滴注快速降压药物的方法迅速控制血压,可选用的药物有氯苯甲噻二嗪、硝普钠、阿方那特、溴化六甲双胺、可乐定、利血平、八厘麻毒素、冬眠合剂、硫酸镁等。

(2)制止抽搐,防止并发症:可以选用副醛、安定、10%水合氯醛等药物,前二者采取静脉注射的方法,后者采取保留灌肠法。

(3)脱水、排钠、降低颅内压:可以选用速尿或利尿酸钠静脉注射或 20%甘露醇、25%山梨醇静脉快速滴注,每 4～6 小时 1 次,迅速降低颅内压,防止发生脑疝或不可逆转性脑实质性损害。

(4)加强护理,对症处理:对于昏迷或抽搐的病人,要加强护理,保持呼吸道通畅,防止唇舌咬伤、骨折、摔伤等。

204. 高血压病不经治疗可致老年性痴呆吗?

据瑞典研究结果认为,高血压病(原发性高血压)不经治疗可以致老年性痴呆。这项研究是选择 999 例瑞典老年男性,研究时间长达 20 年,其结果认为基线水平血压高的患者,更容易出现痴呆和其它类型智力障碍,强调老年人如果出现认知能力减退征象时,应检查是否存在高血压或高血压病治疗效果不佳。

研究人员认为,50 岁时舒张压水平升高,提示以后易发生认知能力障碍。如果高血压病(原发性高血压)得不到及时控制,则发生老年性痴呆的危险性就增加了。还有的学者认为,美国仅有 68% 的高血压病人了解自己的病情,血压水平达到满意控制者仅占 27%。如果将血压水平控制到较低或正常范围,如 17.3%/10.7 千帕(130/80 毫米汞柱)或更低,是防治心血管病和衰老的最好办法。

高血压病是如何导致老年性痴呆的,目前尚不清楚。其主要原因有两条:①可能是通过不同程度的不断发生无症状的脑血管损害,或脑功能早衰引起的。②高血压病代谢障碍可能是认知障碍的易感因素,如葡萄糖耐量、血脂和脂蛋白水平异常等。有的学者认为,低血压可降低心血管并发症的危险,特别是有其它危险因素如糖尿病、高脂血症的人。

205. 在家中或公共场所发生脑卒中怎么办?

首先应认识是否真的患了脑卒中,也就是应认症。通常发生脑卒中的病人多有高血压、动脉粥样硬化史。有时伴有意识

丧失、倒地或手足不灵活,甚至手足不能动,或伴有抽动、言语不清,甚至失语。遇到这种情况时,援救者应做到以下几点:

(1)制动:首先不要惊慌,使病人保持安静,暂勿搬动病人,不要拼命使劲喊叫他,更不能摇晃他。应该马上找医生,等待正确诊治。

(2)搬运时注意事项:如果医生经过紧急处理后决定将病人送往医院治疗,此时搬运必不可免,要求动作轻,头、颈部保持自然位置,最好头部稍高且偏向一侧,下颌向上,搬动者必须用手托起患者下颌,这样可保持呼吸道通畅,同时解开紧身衣服。

(3)控制抽动:如果病人抽动,会加重脑出血量,因此必须按住病人不让其抽动。为使痉挛时牙齿伤不到舌头,可用压舌板包上纱布,塞在患者的上下齿之间,使上下牙齿不能咬合。同时可将头偏向一侧,以免将呕吐物吸入肺,造成吸入性肺炎或窒息。有假牙者应取出,以免抽动时误入气管。

(4)注意控制患者血压:如果当时血压很高,此时必须降压方能使出血减少或停止。神智清醒可适当口服降压药,将血压维持在适当水平。神智昏迷者可静脉使用降压药、脱水药物等,但应注意不能再给镇静药或能进入脑内的药物,如利血平(复方降压片内含有利血平)、可乐宁、甲基多巴等,因这些药物对神经有抑制作用。

(5)其它:应避免室温太高或太低,一般室温在 25℃~27℃为宜。亦可开窗通风,使室内空气流通。环境应安静,对清醒病人最好勿探视,避免病人情绪变化。应在医生指导下,就近送往医院,争取时间挽救病人生命。

七、肺动脉高压

206. 什么是肺动脉高压？

肺动脉高压，是指各种原因所引起的肺动脉压力持久性增高，超过正常最高值时即为肺动脉高压。

正常情况下，肺动脉压力在安静时为 2.4～4.0/0.8～1.6千帕（18～30/6～12 毫米汞柱），平均压力为 1.7～2.3 千帕（13～17 毫米汞柱）。当肺动脉收缩压超过 4.0 千帕（30 毫米汞柱），舒张压超过 2.0 千帕（15 毫米汞柱），或平均压高于2.7千帕（20 毫米汞柱）时称为肺动脉高压。肺动脉压在 6.7/3.3千帕（50/25 毫米汞柱）以下时，多无明显症状，最严重的肺动脉高压，其收缩压可超过体循环血压，但很少超过 20.0千帕（150 毫米汞柱）。长期肺动脉高压，可以导致心脏病变。

肺循环是循环系统的主要组成部分，全部心排血量要经过肺血管，但肺动脉压仅为主动脉压的 1/5～1/9，肺血管能依靠其调节作用，在各种生理情况下，避免发生肺动脉高压，但在许多心脏和肺部疾患时均能损坏这一调节机制。最主要的疾患有：①肺动脉血流量显著增高。②肺毛细血管和（或）左房压力升高。③肺血管床面积减少。

根据肺动脉高压发病机制的不同，可将肺动脉高压分为6 种类型：

（1）被动性：由各种原因引起的左心衰竭发生时，左心室舒张期末血容量增加，左心室充盈阻力增加，导致左心房及肺静脉内压力升高，肺静脉内压力通过肺毛细血管床的逆向传递而引起肺动脉高压。

（2）高动力性：由肺血流量增多引起。正常成人肺循环具有血压低、阻力小、顺应性大的特性,当肺血流量增加时,由于毛细血管弹性大、膨胀度强而使肺循环有足够大的容量和储备量,血流量与肺血管床横断面积之间成比例地增加,因而并不引起肺动脉高压;但当肺血流量增加合并肺血管床横切面积减少时,则肺血管阻力增加,于是出现肺动脉高压。

(3)阻塞性:由肺动脉栓塞或血栓形成引起,广泛的肺动脉栓塞或血栓形成使局部血流中断,引起肺动脉压力升高。

(4)闭塞性:肺血管床有效面积减少,引起肺动脉压力升高。

(5)血管收缩性:由于各种因素造成的肺血管功能性收缩引起肺动脉压力升高。

(6)多种因素性:上述两种或多种因素共同作用引起肺动脉压力升高。

肺动脉高压一旦形成,治疗则较困难,关键在于积极治疗原发病,预防肺动脉高压的发生。

207.什么是肺静脉淤血性肺动脉高压?

肺静脉淤血性肺动脉高压是由于肺静脉内血液淤滞而引起的肺动脉高压。

正常情况下,肺循环具有血压低、阻力小和顺应性大的特点。肺动脉压力高低取决于单位时间内肺动脉血流量和肺血管的阻力。要维持肺循环的低压、低阻的状态,必须保证整个肺循环系统的畅通无阻,血液顺利地由肺动脉经毛细血管进入肺静脉,再入左心房而后入左心室,经过左心室收缩进入体循环,才能避免肺动脉内压力升高。但当左心室衰竭或存在二尖瓣狭窄时,肺静脉内血液不能顺利地进入左心室而受阻,导致肺静脉内压力升高,肺静脉内压力再通过肺毛细血管床的逆向传递引起肺动脉高压。这种肺动脉高压也可发生于缩窄性心包炎和缩窄性心内膜炎等,偶可见于左心房粘液瘤、先天性肺静脉狭窄畸形、肺静脉血栓形成、完全性肺静脉畸形引流、纵隔纤维化或肿瘤挤压静脉等。一般情况下,此型肺动脉高压并不显著,肺动脉收缩压约为 8.0 千帕(60 毫米汞柱),但持续时间过久时,尤其是二尖瓣狭窄,也能导致肺小动脉病变或由于并发反射性血管痉挛,肺动脉压可以显著升高。

208. 什么是肺循环动力过高性肺动脉高压?

肺循环动力过高性肺动脉高压是由肺循环血流量大量增加所引起的肺动脉压力升高,常见于有大量左至右分流的先天性心血管疾病。

前面已经提到,正常成人肺循环具有血压低、阻力小、顺应性大的特点。当肺循环血流量增加时,由于毛细血管弹性大、膨胀度强,使肺循环具有足够大的容量和储备量,血流量与肺血管床横断面积之间成比例地增加,即使在极量运动心排血量达到 16~18 升/分钟时,肺动脉收缩压亦仅升至4.7~5.3 千帕(35~40 毫米汞柱);心房间隔缺损时肺血流量虽比正常增加 4~5 倍,肺动脉压却仍在正常范围。因此,多数认为,肺血流量单纯增加并不能引起肺动脉高压。但当合并肺动脉收缩或肺血管床横断面积减少时,则血管阻力增加,肺动脉压升高。如先天性心脏病伴有大量左至右分流时(室间隔缺损、房间隔缺损、动脉导管未闭、单心室完全性肺静脉畸形引流等),出生后肺血管可出现 4 种变化:①肺动脉退化成正常成人型。②退化过程延长或不完全。③部分或全部退化为成人型后血管阻力重新再升高。④保持胎儿型,肺动脉壁中层肥厚,管腔狭小,肺动脉压明显升高。如随着年龄增长,肺小动脉壁中层和内膜增生、增厚,或继发血管硬化、血栓形成、血管闭塞,都将会造成不可逆的肺动脉高压,并可引起右至左的分流。

209. 肺小动脉缺氧性痉挛引起肺动脉高压的机制是什么？

能够引起肺动脉高压的因素很多,包括肺静脉淤血、肺循环动力过高(即肺循环血流量异常增加)、肺小动脉缺氧性痉挛、肺部广泛病变引起肺血管床总面积减少、肺动脉闭塞等。但归纳起来,是否能够引起肺动脉压力升高主要取决于单位时间内肺动脉血流量与肺血管阻力的变化,二者中的一项增加,均能引起肺动脉高压。那么,肺小动脉缺氧性痉挛引起肺动脉高压的机制是什么呢？

首先应该指出,各种原因所引起的缺氧,均可直接使肺血管收缩,引起肺动脉阻力升高。有实验证明,在海平面水平令受测者吸入 12% 氧浓度的空气〔$P_aO_2=12.0$ 千帕(90 毫米汞柱)〕,肺血管阻力和平均压很快成倍上升,而左心房压及心排血量不变。缺氧引起的肺血管收缩是肺的一种自动调节功能,有利于减少进入低通气肺段的血流量,以保证通气和血流之间的比例。低氧引起肺血管收缩的机制可能是通过从肺组织释放儿茶酚胺、组胺、前列腺素、血管紧张素Ⅱ、血清素的结果。通过这些活性物质的作用,肺血管收缩,阻力增加而使肺动脉压力升高。也有人认为,缺氧干扰了肺血管平滑肌细胞膜钾、钠离子的交换,使除极和电活动性加强,从而肺毛细血管的小动脉痉挛,肺血管阻力增高,最终导致肺动脉高压。如果缺氧持续存在,肺血管长期处于痉挛状态,久之则引起动脉壁增厚、变性、硬化,从而导致持久性肺动脉高压。

210. 肺部广泛病变也能引起肺动脉高压吗？

肺部广泛病变是指严重感染、纤维化或其它原因引起的弥漫性肺实质病变。这些病变包括细小支气管的闭塞或扭曲、肺泡壁的萎陷或纤维化、肺毛细血管的闭塞、肺动静脉短路、肺组织不张等。这些病变迟早将导致以下两种情况的发生：①肺的通气功能和（或）弥散功能障碍，使动脉血二氧化碳分压升高和（或）血氧饱和度的下降。②肺弥漫性实质的病变引起的肺毛细血管床严重减少或闭塞。

引起肺动脉高压的因素有多种，其中最常见的有肺静脉淤血性的、肺动脉血流量异常增加性的、小动脉阻塞或闭塞性的、血管收缩性的等。是否能引起肺动脉内压力升高，主要取决于单位时间内肺动脉血流量和肺血管的阻力。

肺毛细血管是组成肺泡壁的主要成分，在肺泡壁上分布成网，借肺泡壁基底膜和肺泡上皮细胞与泡内气体相隔开，成人肺毛细血管总横断面积约为 60 平方米～70 平方米。实验证明，肺血管横截面积减少不超过一半则不会引起肺动脉压的上升和明显的血流动力学变化。而广泛肺部病变最终所引起的肺血管床横断面积的减少远远超过了总面积的 1/2，因此必然会引起肺循环血流动力学的改变和血管阻力的变化。

前述两种情况的结果：一方面，肺通气或弥散障碍引起的低氧血症和（或）高碳酸血症，通过缺氧性肺小动脉痉挛的机制引起肺血管痉挛，肺动脉阻力升高因而压力升高；另一方面，弥漫性肺实质病变引起的肺毛细血管床严重减少或闭塞导致肺动脉阻力升高，两者协同引起肺动脉高压。另外，肺部广泛病变引起的动静脉短路对肺动脉高压的形成亦有一定的影响。

211. 如何解释肺动脉闭塞性肺动脉高压？

肺动脉闭塞性肺动脉高压，即由肺动脉本身的病变或来自体静脉或右心室的栓子造成肺动脉闭塞所致的肺动脉高压。包括原发性肺动脉高压、多发性肺动脉栓塞和肺动脉炎，以及广泛性肺肉芽肿或结缔组织病变侵犯肺血管等。

肺动脉高压的变化主要取决于单位时间内肺动脉血流量与肺血管阻力的变化,不论两者哪一方面发生变化,均可导致相应的肺动脉压力的改变。

正常情况下,成人肺毛细血管总横断面积约为 60 平方米～70 平方米,且肺血管本身具有极大的顺应性,即使在极量运动心排血量达到 16 升～18 升/分钟时,肺动脉收缩压仅升至 4.7～5.3 千帕(35～40 毫米汞柱);当心房间隔缺损时,肺血流量虽比正常增加 4～5 倍,肺动脉压力却仍可在正常范围内。因此,在正常情况下,肺循环有足够的潜力应付各种生理或某些病理情况下增加的血流量。实验证明,肺血管横截面积减少不超过总量的一半时,不会发生血流量的变化和肺动脉压力的升高。而在广泛性肺动脉闭塞情况下,肺小动脉本身的病变或栓子造成广泛性、多发性的小动脉闭塞,局部血流中断,肺血管床横截面积超过总量的 1/2,因而肺血管阻力增加导致肺动脉压力升高。如果肺血管闭塞为暂时性栓塞或血栓形成,则肺动脉压力升高为一过性的;但如为严重的血栓形成或动脉炎等导致的肺动脉闭塞,则可导致永久性肺动脉高压。

212. 肺动脉高压的临床表现是什么?

引起肺动脉高压的因素有多种,其中原发性肺动脉高压的表现较单纯,而继发性肺动脉高压的表现除有肺动脉高压的症状、体征外,尚有其相应的原发病的临床表现。

肺动脉高压早期常无明显自觉症状,有时虽然肺动脉高压已引起右心室肥厚及慢性高压性肺源性心脏病,但症状并不一定显著,多在 20～40 岁才逐渐出现气急、乏力、呼吸困难或有咯血、心悸、声音嘶哑等症状。由于心排血量降低,可有四肢发凉、脉搏细小、周围性紫绀、心绞痛、晕厥等。紫绀在早期常不严重,但在有右至左分流的情况下却可出现显著的紫绀。体格检查根据肺动脉高压的程度、原发病的性质和心脏的代偿情况等而有不同的表现,主要有心浊音界向左侧扩大,胸骨左下缘可扪及抬举性搏动,肺动脉瓣区第二心音增强并分裂,有收缩期喷射性杂音和相对性肺动脉瓣关闭不全的舒张期吹风样杂音,颈静脉处可见大的心房收缩波。出现右心衰竭时,有颈静脉怒张、肝肿大、腹水、水肿等,胸骨左下缘常听到相对性三尖瓣关闭不全的收缩期吹风样杂音和舒张期奔马律,可有第四心音。

213. 如何诊断肺动脉高压?

诊断肺动脉高压,一方面根据病人的症状及体征,另一方面需进行一系列有关的辅助检查。

(1)症状、体征:见 212 题。

(2)X 线检查:示肺动脉及其大分支显著扩大(右肺动脉第一下分支的横径超过 15 毫米),肺门血管影增深、搏动增强而肺外周血管影变细,肺动脉段突出,右心室增大,有时右心房亦增大。

(3)超声心动图检查:肺动脉高压明显时,可见右心室流出道和右心室内径增大,左、右心室内径比值减小。

(4)右心导管检查:示肺动脉压力明显增高,肺"微血管"压力正常,右心室舒张末期压可增高,右心房 A 波异常高大,心排血量较正常情况减低。

(5)肺核素扫描:示小而非特异性分布状缺损或正常。

(6)继发性肺动脉高压:尚需进行有关方面检查,以确定原发病的诊断。

214. 肺动脉高压可以治疗吗？

肺动脉高压有原发性肺动脉高压和继发性肺动脉高压。继发性肺动脉高压的种类多种多样,因此在肺动脉高压的治疗方面亦应区分不同原因的肺动脉高压,以采取不同的治疗方法。

（1）对于各种继发性肺动脉高压,主要针对原发病进行治疗：①肺静脉淤血性肺动脉高压主要采取积极改善心功能,降低肺静脉压力,以达到减低肺动脉高压的目的。②肺小动脉痉挛应采取纠正缺氧、解除动脉痉挛的方法。③某些左至右分流的先天性疾病如动脉导管未闭、房间隔缺损、室间隔缺损等,应尽早采取手术治疗方法。④动脉或静脉栓塞或血栓形成宜采用溶栓、扩血管等措施。这些方法在一定程度都可起到减低或治愈肺动脉高压的目的。

（2）对于各种原因所造成的肺动脉高压本身,目前尚无特效治疗方法,主要采取对症治疗。虽然既往曾采用几种可使肺血管阻力降低的药物如异丙肾上腺素、甲丙丁胺、乙酰胆碱、妥拉苏林,α-肾上腺素能受体阻滞剂等,但均需用大剂量静脉或肺动脉内注射才能获得短时疗效,所以无法用来治疗肺动脉高压。

（3）至于原发性肺动脉高压,目前其病因及发病机制均不甚明了,无法采取病因治疗或其它特效方法,如前所述肺动脉高压本身的治疗一样,主要采取对症治疗。

215. 前列腺素 I_2 注射液治疗肺动脉高血压有效吗？

原发性肺动脉高血压（PPH）的病因尚不清楚,其治疗效果不佳,预后不良。应用前列腺素 I_2（PGI_2）治疗肺动脉高压（PH）取得很好效果,并引起广泛关注。目前前列腺素 I_2 持续静脉滴注是治疗原发性肺动脉高血压先进方法之一。输液速度为每分钟 2 纳克～10 纳克/公斤体重,临床上可显现出扩张肺血管的作用,但同时因外周小动脉扩张引起体循环血压下降。因此治疗初始时,应从小剂量开始输入,根据血压改变及病情变化而增加药物剂量。前列腺素 I_2 的药理作用可分为急性及慢性两种。急性作用:表现为肺动脉压力不降或轻微下降,肺动脉扩张后心排血量增加,但肺动脉阻力下降是肯定的。慢性作用:用药 4 周后,体循环血压明显改善,肺血管阻力进一步下降,心排血量亦相应增加,随着前述血流动力学改善,患者自觉症状也明显好转。

应该注意的是右心衰竭,心功能迅速恶化期间,使用前列腺素 I_2 应特别注意血压,因为前列腺素 I_2 可招致血压急剧下降发生休克,除非先应用儿茶酚胺类药物脱离心功能危险期。前列腺素 I_2 慢性作用明显降低肺动脉高压,从而改善心功能,提高了病人生活质量。但在用药前,应了解该药注射局部有无红、肿、痛等不良感觉,以及有无药物过敏现象发生等。一旦出现严重副反应,应即刻请医生处理。

八、防治高血压的饮食

216. 为什么高血压病人要少吃动物类食品?

因为动物类食品内含有大量脂肪,其中的饱和脂肪酸含量很高。近年来研究发现,膳食中饱和脂肪酸不仅影响血脂,而且也严重地影响血压,尤其是明显地影响高血压病人的血压。其机制可能与饱和脂肪酸增加血液粘滞度引起或者加重动脉粥样硬化有关。已经证明在饮食中饱和脂肪酸摄入量很高的国家,如美国、挪威和芬兰等国,降低饱和脂肪酸的摄入量,增加不饱和脂肪酸食品的摄入量,可使人群中血压平均下降约 1.1 千帕(8 毫米汞柱),轻型高血压患者血压均显著下降,中度高血压患者血压下降更为明显。众所周知,动物脂肪含有较多的饱和脂肪酸,而植物脂肪中不饱和脂肪酸含量较高。我国汉族居住的广大地区在膳食中动物性食物相对较少,食用油基本以植物油为主,因而膳食中饱和脂肪酸含量较低,不饱和脂肪酸相对较高,这可能是我国高血压发病率低于西方的原因之一。我国浙江舟山地区渔民血压水平较低,渔民膳食中以鱼类为主,鱼肉中富含长链不饱和脂肪酸,这可能是当地渔民高血压病(原发性高血压)发病率较低的原因之一。但是近年来随着我国人民生活水平的不断提高,饮食中脂肪含量及动物性脂肪含量不断上升,特别是西方高热能饮食方式的"引进",使我国人民特别是城市居民膳食中饱和脂肪酸含量逐渐增加,这可能是我国高血压患病率有所上升的原因之一。因此,国人特别是高血压病患者,应食用富含不饱和脂肪酸的植物性食品,少用或不吃富含饱和脂肪酸的动物性食品。

217. 能介绍几种有益于防治高血压病的菜肴吗?

日常所用膳食菜肴,若用之得当,对于防治高血压病(原发性高血压)是大有裨益的。以下选辑了一部分菜肴,供患者参考选用。

(1)家常公鸡

用料:嫩公鸡 250 克,料酒 10 克,芹菜 75 克,酱油 10 克,冬笋 10 克,精盐适量,辣椒 20 克,味精少许,猪瘦肉汤 30 克,生姜 0.5 克,白糖 0.4 克,醋 0.3 克,豆瓣酱 0.25 克,团粉 0.3 克,植物油 20 克。

制法:将辣椒剁碎,芹菜切成段,姜剁成细末,冬笋切成细条;将团粉加水 12 毫升,对成湿团粉;把鸡肉切成小方块,和一半湿团粉、酱油、料酒、醋、盐等在碗里拌匀;另一半湿团粉、白糖、味精、高汤及部分酱油调和成团粉芡;用热油锅,先煸鸡块,煸到鸡肉变白色,水分将干时,放进冬笋、豆瓣酱、姜等,用快火急炒,然后加放切好的芹菜,略炒一会儿,倒入调好的粉芡,随炒随搅,等粉芡熟时即成。

成分:含蛋白质54克,脂肪54.4克,糖12克,热能3152千焦尔(754千卡),钙193毫克,磷493毫克,铁12.6毫克,胡萝卜素0.4毫克,硫胺素0.08毫克,核黄素0.25毫克,尼克酸16.8毫克,维生素C 13毫克。

效用:这份家常鸡,适于高血压、冠心病、营养不良、贫血、术后恢复期等病患者食用。

(2)荷叶鸭子

用料:填鸭肉200克,糖米粉5克,酱油5克,糯米15克,料酒0.45克,鲜荷叶1张,葱0.45克,大料1瓣,胡椒粉少许,老姜0.5克,味精适量。

制法:把鸭肉去骨切成肉块状;把大料剁碎,与糯米同炒熟之后,再研成细末,即成糯米粉状;把酱油、料酒、味精、葱末、姜末、胡椒粉等作料调成汁,把鸭肉浸在里面,待调味浸入鸭肉内,再把糯米粉、糖米粉等调入,用筷子拌匀;将荷叶洗干净,切成4块,把已浸泡好的鸭肉用荷叶包扎好,放在盘内,装锅旺火蒸熟,约2小时即可。

成分:内含蛋白质34.6克,脂肪15.3克,糖17克,热能1438千焦尔(344千卡),钙29毫克,磷330毫克,铁8.8毫克,硫胺素0.18毫克,核黄素0.32毫克,尼克酸9.7毫克。

效用:此菜适于老年人、高血压、冠心病、脑血管病患者食用。同时,对于营养不良、贫血、肝炎、伤寒、痢疾患者也适宜。

(3)鸡汤鱼卷

用料:鲜活鲤鱼或青鱼250克,豌豆10克,猪瘦肉30克,料酒 5 克,猪肉汤或鸡汤 250 克,火腿 8 克,鸡蛋清 10 克,酱油 0.8 克,姜末 1 克,精盐 2 克,干冬笋 3 克,干团粉 0.5 克,味精 0.3 克。

制法:把火腿蒸熟后切成细丝;冬笋也切成细丝;豌豆择好;姜剁成细末;猪瘦肉剁成细泥;团粉加一倍的水调成湿团粉;把活鱼预先处理完毕,剔去骨刺,片成小长方形鱼片;在猪肉里加入酱油、半个鸡蛋清和 1/3 的料酒及 1/3 的精盐、一半味精、一半湿团粉、姜末,拌成肉馅;把余下的鸡蛋清与湿团粉调成糊状,把鱼片平放在菜墩上,先抹上一层糊,再放上肉馅,把鱼片卷起来,当卷到鱼片另一端时,再涂上少许糊,把鱼卷粘住,勿使散开;将鸡汤用旺火烧开,改为小火,将卷好的鱼卷放在汤里氽一下,去掉浮沫,使汤清亮。待鱼卷熟后,再在汤里加入剩下的作料和切好的火腿丝、冬笋丝,把汤再烧开时,放入豌豆即成。

成分:内含蛋白质 30.7 克,脂肪 29.4 克,糖 2 克,热能 1651 千焦尔(395 千卡),钙 66 毫克,磷 314 毫克,铁 4.1 毫克,胡萝卜素 0.16 毫克,硫胺素 0.18 毫克,核黄素 0.22 毫克,尼克酸 6.1 毫克,维生素 C 3 毫克。

效用:对于高血压、冠心病、脑血管病、慢性肾炎、消化不良等患者尤为适宜。

(4)荷包鲫鱼

用料:鲜活鲫鱼 250 克,猪瘦肉 75 克,白糖 5 克,酱油 10 克,料酒 15 克,雪里蕻 25 克,植物油 10 克,生猪油 10 克,冬笋 15 克,熟猪油 5 克,姜片 5 克,葱花 5 克,精盐 0.2 克,味精 0.25 克,干团粉 0.25 克,清水 250 毫升。

制法:先把干团粉加一倍水调成湿团粉待用;生猪油切成小丁,猪肉去皮,切成小丁,取一半冬笋切成细丁,另一半冬笋切成薄片;姜也切成薄片;葱切成葱花;雪里蕻切成小段;把鲫鱼预先处理完毕,洗干净,滤去水之后,擦干待用;将肉丁、笋丁、少许白糖及盐、少许酱油、一半料酒,调成肉馅,塞进预处理好的鲫鱼肚子里,然后用刀在鲫鱼身上划成十字花纹,用少许酱油抹在鱼皮上,使之光润;用热油锅在旺火上煎鱼,煎成深黄色为止,取出,滤去油;再用油锅煸葱、姜,然后把煎好的鱼放进去,另加上剩余的料酒、白糖、雪里蕻、冬笋片、生猪油丁、精盐和清水少许,在旺火上烧开,洒上熟猪油,再移到微火上煨约1小时,把鱼捞出,调好团粉汁,浇在鱼身上即可食用。

成分:内含蛋白质27克,脂肪52.7克,糖12克,热能2633千焦尔(630千卡),钙139毫克,磷360毫克,铁6.3毫克,胡萝卜素0.46毫克,硫胺素0.07毫克,核黄素0.11毫克,尼克酸2.7毫克,维生素C 1毫克。

效用:这份荷包鲫鱼适于高血压、冠心病、脑血管病等患者食用。

(5)干烹虾仁

用料:鲜活河虾250克,鸡蛋清5克,猪油50克(实际耗用8克),干团粉0.3克,精盐0.1克,葱0.1克,酱油3克,姜0.1克。

制法:先将干团粉加水调成湿团粉;葱、姜洗干净后切成细末;把虾去皮,拣净,剥成虾仁,放入鸡蛋清和湿团粉、盐拌匀,浸泡约半小时;把油锅烧热,放进腌浸过的虾仁,随炸随用筷子拨弄,炸至虾皮呈浅红色时捞出,滤去油,随即倒入酱油、料酒、葱、姜等作料即为成品。

成分:内含蛋白质17克,脂肪9.3克,糖6克,热能736千焦尔(176千卡),钙104毫克,磷206毫克,铁1.5毫克,维生素A 260国际单位,硫胺素0.01毫克,核黄素0.08毫克,尼克酸 1.9 毫克。

效用:此份干烹虾仁所含胆固醇特少,故对高血压、冠心病患者尤其合适,可以经常食用。

(6)拌白菜心

用料:白菜心 200 克,芝麻酱 10 克,酱油 20 克,香油 5 克,芥末面 0.2 克,精盐适量。

制法:先将白菜心洗干净,最好用 0.3% 的漂白粉水泡一下,然后再用冷开水洗净,切成条丝状,盛在碗或盘中,浇上芝麻酱、精盐及烤熟的芥末,加上酱油、香油即可食用。

成分:含蛋白质 4.2 克,脂肪 10.6 克,糖 5.7 克,热能 572 千焦尔(136.9 千卡),钙 209 毫克,磷 127 毫克,铁 6.8 毫克,胡萝卜素 0.02 毫克,硫胺素 0.06 毫克,核黄素 0.08 毫克,尼克酸 1.12 毫克,维生素 C 40 毫克。

效用:高血压病、冠心病、齿龈出血等患者宜常食用。

(7)口蘑白菜

用料:白菜 250 克,酱油 10 克,植物油 10 克,口蘑 3 克,白糖 5 克,精盐 2 克,味精 3 克。

制法:把白菜洗净切成约 3 厘米段;口蘑用温水泡发;烧热油锅后,把白菜放进去炒至七成熟,再将口蘑、酱油、糖、精盐、味精放入,加适量水或肉汤烧熟即成。

成分:内含蛋白质 4.6 克,脂肪 10.2 克,糖 9.5 克,热能 656 千焦尔(157 千卡),钙 158 毫克,磷 173 毫克,铁 2.85 毫克,胡萝卜素 0.03 毫克,硫胺素 0.07 毫克,核黄素 0.21 毫克,尼克酸 3.51 毫克,维生素 C 58 毫克。

效用:高血压病、冠心病、脑血管病、慢性肾炎等患者可常食用。

（8）肉丝白菜

用料：白菜 200 克，精猪肉 50 克，酱油 25 克，植物油 15 克，料酒 5 克，姜 3 克，葱 3 克，精盐 3 克，团粉 5 克，味精 0.5 克。

制法：先把白菜洗干净，再切成丝；猪肉洗好后也切成丝，并放在调好的团粉、料酒、味精、酱油里拌匀；用热油锅煸姜、葱，然后把肉丝放入锅里煸炒至稍熟时起出，盛在盘子里；接着把白菜放入锅内，加精盐，煸至八成熟时，把肉丝倒入，略炒一会儿至熟即成。

成分：内含蛋白质 10.6 克，脂肪 29.8 克，糖 9.7 克，热能 1459 千焦尔（349 千卡），钙 127.5 毫克，磷 153.5 毫克，铁 2.2 毫克，胡萝卜素 0.02 毫克，硫胺素 0.33 毫克，核黄素 0.14 毫克，尼克酸 2.7 毫克，维生素 C 40 毫克。

效用：高血压病、冠心病、脑血管病、坏血病、慢性肾炎等患者宜常食用。

（9）肉炒三件

用料：白菜 150 克，千张 50 克，精猪肉 50 克，植物油 15 克，酱油 10 克，白糖 3 克，料酒 5 克，团粉 3 克，葱 3 克，姜 3 克，精盐 3 克，味精少许。

制法：先将白菜洗净，切成片；千张也切成片叶；猪肉洗净切成片，加上部分酱油、料酒、味精、团粉泡好；把油烧热，先煸姜、葱，后煸肉片，煸好起锅，盛盘待用；再煸白菜，加盐，并将千张加到白菜里共煸，再将肉片倒入，加上余下的酱油、盐，酌加适量的水，一起烧滚，再放上白糖，调匀即成。

成分：内含蛋白质 27.9 克，脂肪 37.6 克，糖 19.4 克，热能 2205 千焦尔（527.6 千卡），钙 180.5 毫克，磷 310.5 毫克，铁 5.45 毫克，胡萝卜素 0.02 毫克，硫胺素 0.31 毫克，核黄素

0.14 毫克,尼克酸 2.6 毫克,维生素 C 30 毫克。

效用:本品适于高血压病、冠心病、营养不良等患者及老年人食用。

(10)鸡肉白菜

用料:白菜 150 克,鸡肉 100 克,料酒 3 克,花椒 5 粒,味精少许,精盐 2 克。

制法:此菜用料简便,制作容易。先把白菜洗净,切成条段,待用;把鸡肉切成小块,洗净,下锅煮沸,撇去泡沫,加入料酒及花椒,文火炖熟至九成时,将白菜倒入,炖至白菜熟时,加入味精、盐拌匀即可。

成分:内含蛋白质 25.4 克,脂肪 1.4 克,糖 5 克,热能 560 千焦尔(134 千卡),钙 67 毫克,磷 253 毫克,铁 2.3 毫克,胡萝卜素 0.02 毫克,硫胺素 0.06 毫克,核黄素 0.15 毫克,尼克酸 8.5 毫克,维生素 C 40 毫克。

效用:从所含营养成分来看,此菜具有高蛋白、低脂、低糖、低盐的特点,高血压病、冠心病、脑血管病、慢性肾炎(轻度)、牙龈出血等患者宜常食用。

(11)鸡拌双丝

用料:白菜 200 克,熏鸡脯肉 50 克,酱油 10 克,香油 3 克,精盐 3 克,味精少许。

制法:先把白菜洗净,切成细丝,盛入盘中待用;把熏鸡脯肉用手撕成细丝,倒在白菜上面,加入上述作料,拌匀即食。

成分:内含蛋白质 14.7 克,脂肪 3.3 克,糖 8 克,热能 502 千焦尔(120 千卡),钙 85 毫克,磷 182 毫克,铁 2.3 毫克,胡萝卜素 0.02 毫克,硫胺素 0.06 毫克,核黄素 0.15 毫克,尼克酸 4.8 毫克,维生素 C 40 毫克。

效用:此菜同样具有高蛋白、高维生素 C、低脂、低糖、低盐的特点,因此,对于高血压病、冠心病、慢性肾炎等患者可经常食用。

(12)虾米白菜

用料:白菜200克,干虾米10克,植物油10克,酱油10克,精盐3克,味精少许。

制法:先将干虾米用温水浸泡发好;再将白菜洗净,切成约3厘米段。随后,将油锅烧热,放入白菜炒至半熟,再将发好的虾米、精盐、酱油、味精放入,加些清水,盖上锅盖烧透即成。

成分:内含蛋白质7.6克,脂肪10.2克,糖6克,热能610千焦尔(146千卡),钙160毫克,磷153毫克,铁1.7毫克,胡萝卜素0.02毫克,硫胺素0.04毫克,核黄素0.09毫克,尼克酸1.0毫克,维生素C 40毫克。

效用:除乳母、儿童、青少年、孕妇可食用外,高血压、冠心病及肥胖症等病人皆宜食用。

(13)虾子油菜

用料:油菜200克,虾子25克,植物油15克,酱油10克,精盐3克,味精少许。

制法:先将油菜洗净,切成约3厘米段;虾子用温水略浸一下,倒去浮起的杂质;油锅烧热,先煸油菜至半熟,然后把虾子倒进去,用酱油、精盐、味精拌匀,同烧至入味便成。

成分:内含蛋白质5.3克,脂肪15.3克,糖10克,热能832千焦尔(199千卡),钙299毫克,磷127毫克,铁6.3毫克,胡萝卜素6.3毫克,硫胺素0.16毫克,核黄素0.24毫克,尼克酸2.0毫克,维生素C 102毫克。

效用:高血压病、冠心病、脑血管病等患者宜食用。

(14)虾米卷心菜

用料:卷心菜200克,虾米5克,植物油10克,精盐3克。

制法:把卷心菜洗净,切成片;用温水把虾米泡开;把油锅烧热后先煸炒卷心菜,加盐,然后再将虾米倒入同烧透即成。

成分:内含蛋白质 5.0 克,脂肪 10.6 克,糖 8 克,热能 619 千焦尔(148 千卡),钙 174 毫克,磷 91 毫克,铁 1.27 毫克,胡萝卜素 0.04 毫克,硫胺素 0.61 毫克,核黄素 0.16 毫克,尼克酸 1.32 毫克,维生素 C 76 毫克。

效用:高血压病、冠心病、脑血管病、坏血病等患者宜常食用。

(15)肉丝芹菜

用料:芹菜 200 克,猪肉 50 克,植物油 10 克,酱油 15 克,料酒 3 克,团粉 5 克,葱 3 克,姜 5 克,精盐 3 克,味精少许。

制法:把芹菜理好、洗净,用开水焯过,切成约 3 厘米段,待凉备用;把猪肉切成丝,用酱油、盐、葱、姜、团粉、料酒拌好;油锅烧热,先炒肉丝至八成熟时,放入芹菜,加入酱油等作料,旺火快炒一会儿至熟,加味精即成。

成分:内含蛋白质 9.5 克,脂肪 31.1 克,糖 12 克,热能 1 529千焦尔(365.9 千卡),钙 264 毫克,磷 181 毫克,铁 19.0 毫克,胡萝卜素 0.25 毫克,硫胺素 0.33 毫克,核黄素 0.17 毫克,尼克酸 3.00 毫克,维生素 C 6 毫克。

效用:高血压病、冠心病、软骨病等患者宜常食用。

(16)牛肉芹菜

用料:芹菜 200 克,牛肉 50 克,酱油 15 克,料酒 3 克,团粉 5 克,植物油 5 克,葱 3 克,姜 3 克,精盐 3 克。

制法:将牛肉洗干净,切成细丝,用酱油、料酒、团粉调拌好;芹菜洗净,开水焯过,切成段;用热油锅先炒葱丝、姜丝,接着炒牛肉丝,旺火快炒至将熟时起锅,把芹菜下锅煸好,加盐,将牛肉和调料一并倒入,急炒一会儿即成。

成分:内含蛋白质 15 克,脂肪 23.7 克,糖 19 克,热能 1459 千焦尔(349 千卡),钙 368 毫克,磷 249 毫克,铁 20.1 毫克,胡萝卜素 0.25 毫克,硫胺素 0.06 毫克,核黄素 0.11 毫克,尼克酸 0.90 毫克,维生素 C 8 毫克。

效用:高血压病、脑血管病、冠心病、骨质软化症等患者宜食用。

(17)拌西红柿

用料:西红柿 250 克,白糖 30 克。

制法:先把西红柿用开水烫后去皮,切成片,装入盘内,将白糖撒在上面即可食用。

成分:内含蛋白质 1.6 克,脂肪 1.0 克,糖 30 克,热能 489 千焦尔(117 千卡),钙 26 毫克,磷 73 毫克,铁 1.4 毫克,胡萝卜素 0.80 毫克,硫胺素 0.10 毫克,核黄素 0.05 毫克,尼克酸 1.50 毫克,维生素 C 28 毫克。

效用:高血压病、冠心病、牙龈出血等患者尤宜食用。

(18)蛋炒西红柿:

用料:西红柿 200 克,鸡蛋 50 克,植物油 15 克,精盐 3 克,味精少许。

制法:先将西红柿洗净,去皮,切成块;鸡蛋打入碗里,用筷子打发,放少许盐;把油锅烧热,先炒鸡蛋,将熟时,起锅盛碗;再热油锅,煸炒西红柿,加盐、味精炒匀,然后再放入鸡蛋略炒一会儿即成。

成分:内含蛋白质 7.1 克,脂肪 25.4 克,糖 4 克,热能 1141 千焦尔(273 千卡),钙 45 毫克,磷 158 毫克,铁 3.5 毫克,胡萝卜素 0.64 毫克,维生素 A 5.76 国际单位,硫胺素 0.14 毫克,核黄素 0.15 毫克,尼克酸 0.6 毫克,维生素 C 41

毫克。

效用:高血压病、冠心病、慢性肾炎等患者及老年人宜常食用。

(19)素拌茄泥

用料:茄子 250 克,芝麻酱 10 克,麻油 3 克,蒜泥 5 克,酱油 10 克,精盐、味精少许。

制法:把茄子洗净,削皮,切成两半,盛在碗或盘子里上蒸笼蒸烂,待凉透后放进蒜泥、芝麻酱、麻油、味精、酱油、盐拌匀即成。

成分:内含蛋白质 4.5 克,脂肪 10.6 克,糖 13 克,热能 689 千焦尔(165 千卡),钙 160 毫克,磷 138 毫克,铁 7.7 毫克,胡萝卜素 0.10 毫克,硫胺素 0.11 毫克,核黄素 0.13 毫克,尼克酸 2.20 毫克及维生素 C 等。

效用:高血压病、冠心病、肾炎等患者及老年人宜常食用。

(20)肉炒三片

用料:土豆 100 克,猪瘦肉 50 克,柿椒 50 克,植物油 10 克,酱油 10 克,精盐 3 克,姜 2 克,葱 2 克。

制法:把土豆去皮,洗净,切成薄片;猪肉切成薄片;柿椒去籽切成小片。油锅烧热后,先煸葱、姜,继炒肉片,至八成熟时盛在碗里待用;再接着煸柿椒,然后放入土豆同煸,加酱油、盐,将肉片倒入,共炒一会儿,至熟即成。

成分:内含蛋白质 12.5 克,脂肪 25.8 克,糖 27.7 克,热能 1689 千焦尔(404 千卡),钙 30 毫克,磷 132 毫克,铁 3.2 毫克,胡萝卜素 0.79 毫克,硫胺素 0.39 毫克,核黄素 0.12 毫克,尼克酸 2.90 毫克,维生素 C 35 毫克。

效用:高血压病、冠心病、牙龈出血患者宜食用。

(21)素烧萝卜

用料:小水萝卜 200 克,香菜 10 克,蒜苗 10 克,植物油 15 克,酱油 15 克,精盐 4 克,葱 2 克,姜 2 克。

制法:萝卜洗净,去皮,切成块,待油锅热,放入萝卜炒至半熟,放进葱、姜,略炒一会儿,再倒进酱油、盐,加少许水烧至烂时,加香菜和青蒜苗,起锅即成。

成分:内含蛋白质仅 2 克,脂肪 15 克,糖 8 克,热能 732 千焦尔(175 千卡),钙 113 毫克,磷 61 毫克,铁 3.67 毫克,胡萝卜素 0.42 毫克,硫胺素 0.08 毫克,核黄素 0.09 毫克,尼克酸 1.20 毫克,维生素 C 11 毫克。

效用:高血压病、冠心病、肾炎患者宜食用。

218. 你知道荠菜、莼菜有降压作用吗?

(1)荠　菜:又名荠,属十字花科植物。初春采其嫩苗作野菜食用,清香可口。现有人工栽培,产量较高,但香味差。清明前后采取带花的全草入药,中药名荠菜花。其味甘、性平,无毒。全草富含维生素 B 类及维生素 C、胡萝卜素、烟酸、黄酮甙、蛋白质、脂肪、荠菜酸钾、胆碱、乙酰胆碱及干酸胺;另含柠檬酸、脂肪酸、钙盐、钾盐、钠盐等;其籽含有脂肪油及微量荠子油、胆碱、苦杏仁酶等。荠菜煎剂与流浸膏在动物实验中,均具有兴奋子宫的作用,并能缩短凝血时间;另外,荠菜中除含有降低血压的有效成分外,还含有兴奋呼吸的成分。凡高血压,眼底出血,用荠菜花 15 克,墨旱莲 12 克,水煎服,1 日 3 次,连服 15 日为 1 个疗程。请医生复测血压,如未降可继服 1 个疗程;若血压已有明显降低,可酌减服,每日 2 次,每次量略为减少。

(2)莼　菜:又称莼菜,属睡莲科水生植物。我国黄河以南的沼泽池塘均有生长,尤以江苏太湖、杭州西湖所产为佳。采摘其尚未露出水面的嫩叶食用,是一种名菜,高贵典雅,系宴桌上乘。古云"莼鲈风味"中之"莼",即指莼菜。西湖、太湖莼菜除可用以招待来访的外国宾客外,还出口到日本、东南亚一带,甚受欢迎。其味甘,性寒,无毒。莼菜含有一定量的维生素 B_{12},叶的背面分泌类似琼脂的粘液,尤其未露出水面的嫩叶,这种粘液更多。其中富含蛋白质所包括的多种氨基酸、脂肪、戊糖、没食子酸等。在动物实验中,其粘液质部分有抗癌和降压的作用。对洋葱根的未分化细胞的有丝分裂,莼菜的提取物具有一定的抑制作用。患高血压者,取鲜莼菜50克,加冰糖适量炖服,10日为1个疗程,可连续服用。

219. 刺菜、菠菜也能降血压吗?

(1)刺　菜:又名刺儿菜、小蓟草,属菊科植物。我国各地均有,系野生之菜。苏颂说:"小蓟处处有,俗名青刺蓟,二三寸时其根茎叶做菜茹食甚美。"我国的山东农村地区过去农民常以其作"小豆腐"充饥。大蓟,叶羽状深裂,边有刺,根肥大,花紫红,色同小蓟,两者为同科不同属植物,性能相近,都作药用。味甘,性凉,无毒。大蓟草含挥发油、生物碱、树脂、菊糖、氰甙类;小蓟全草含生物碱、皂甙等。具有抗菌作用。大蓟草的水浸剂、乙醇-水浸出液和乙醇浸出液有降血压作用,尤其小蓟更有明显和持久的降血压作用,并能止血、抗菌。用以清热解毒、消炎、止血、恢复肝功能,促进肝脏细胞的再生。高血压病患者,每取大、小蓟草10克,水煎代茶饮用,10日为1个疗程,也可持续使用,中间需及时复测血压变化,以便达到安全使用之目的的。

(2)菠　菜:又名菠薐菜,属藜科植物,各地均有栽培。味甘,性凉,无毒。全菜含蛋白质、脂肪、糖类、粗纤维、灰分、钙、磷、铁、胡萝卜素、硫胺素、尼克酸、维生素C及草酸等。利五脏，通血脉，下气调中，止渴，润肠。适于慢性便秘、高血压、痔疾，并能促进胰腺分泌，能助消化。高血压病患者便秘、头痛、面赤、目眩，可用新鲜菠菜置沸水中烫约3分钟，以麻油拌食，1日2次，日食250克～300克，10日为1个疗程，可以连续食用。

220. 马兰、豌豆有益于降血压吗？

(1)马　兰：马兰，南方民间俗称鸡儿肠，四川叫泥鳅半，为菊科植物。茎直立，有时略带红色，叶脉通常离茎长出，表面粗糙，两面均生有短毛，春天摘其嫩茎作菜吃，称为马兰头。味甘、性平微寒，无毒。全草含蛋白质、维生素C、有机酸等。具有清凉、去火、止血、抗菌、消炎的功效。高血压、眼底出血、眼球胀痛，用马兰头30克，生地15克，煎水服，每日2次，10日为1个疗程。如无不适等副作用出现，可持续服用一个时期，以观后效。

(2)豌　豆：属豆科植物。嫩苗色青，摘其梢头，可作蔬菜，种子可食，磨成粉可作面。我国许多地区均有栽培，农家房前屋后均可栽培。其味甘，性平，无毒。豌豆含蛋白质、脂肪、糖类以及钙、磷、铁等。豌豆素有食药同源之说，它的主要药效在于利尿、益中、解毒、消肿、止痢等。心脏病、高血压病患者，取豌豆苗一把，洗净捣烂，用卫生纱布包榨汁饮，每次半茶杯，略加温服。每日2次，10日为1个疗程，可持续服用一个时期。

221. 海菜、木耳对降血压有好处吗？

(1)海　菜：原名浒菜，山东一带称为海青菜，浙江则叫苔条，为石莼科植物。盛产于我国沿海中湖的石沼中，四季可采，洗净，晒干，既供食用，也可入药。味咸，性寒。全草含藻胶及较多的糖类、维生素和氨基酸；无机盐含量高达38.9%。据观察，具有降低胆固醇的作用。高血压病、冠心病患者，用海藻

15 克,夏枯草 20 克,煎水服,每日 2 次,可持续服用一个时期。

(2)木 耳:木耳,又称桑耳,寄生于桑、槐、榆、楮等树上。古称"五木耳",淡褐色,质柔软,形似人耳,故名之。有的地方称为木蛾。另有白色者,多生于栗树上,即通常所说的白木耳或白银耳。近些年来,不少地方逐渐以人工培植,产量显增。无论黑木耳或白木耳,均为公认的高级营养滋补品,既可入肴,也可药用。其味甘,性平,无毒。黑木耳或白木耳,所含成分大致相同。据分析,二者均含有蛋白质、脂肪、糖、灰分、磷、铁、钙、胡萝卜素、硫胺素、核黄素、尼克酸等。糖中含甘露聚糖、甘露糖、葡萄糖、木糖、葡萄糖醛酸及少量戊糖和甲基贰糖。干木耳还含磷脂、甾醇等。木耳滋胃益气,和中凉血,降压利便,滋补强壮。高血压、血管硬化、眼底出血者,将黑木耳或白木耳 3 克,清水浸泡一夜,于饭锅上蒸 1~2 小时,加入适量冰糖,于睡前服用,每日 1 次,10 日为 1 个疗程,可持续服用,无任何副作用。

222. 你知道芹菜也有降血压作用吗?

目前认为,芹菜具有一定的降血压作用。芹菜是一种脆嫩而别有风味的香辛蔬菜。据测定,每 250 克鲜芹菜中含有蛋白质 12.0 克,脂肪 12.2 克,糖 10 克,钙 370 毫克,磷 301 毫克,铁 21.8 毫克,热能 836 千焦尔(200 千卡),胡萝卜素 6.2 毫克,硫胺素 0.09 毫克,核黄素 0.12 毫克,尼克酸 0.95 毫克,维生素 C 15 毫克。芹菜不仅是家常蔬菜中的上乘之品,而且具有一定药理和疗效价值。多年来各地均有科研报告指出,芹菜能治疗高血压、冠心病、脑血管疾病和肾炎等症。通常人们只是食用它的茎部,把叶子和根都弃掉了。其实,作为对心血管疾病的膳食,最好将根、茎、叶一起洗净全用,或者叶、茎当蔬菜,根部洗净后加马蹄(俗称荸荠)放入沙锅炖水饮。常用有降压、安神、镇静功效。

223. 海带有利于降血压吗?

海带是人们非常熟悉的食用藻类,富含多种无机盐和维生素。据营养学家测定,在常用食物中,海带的含碘量是首屈一指的,约为 0.2%～0.5%。所以,经常吃海带,不但能够防治甲状腺肿大,而且可以防治高脂血症、冠心病、高血压等。近年来,国内外均已报道,从海带中可提取出一种名叫"海带淀粉"的物质,学名叫"拉灵敏",已在临床上应用,确实具有降低血压的作用。

224. 西瓜也有降血压作用吗?

西瓜,又名寒瓜,属葫芦科植物,瓜肉、汁、种子、皮均可入药,果肉可供食用。其味甘,性凉,无毒。其成分:肉含糖类、氨基酸、苹果酸、磷酸、果糖、葡萄糖、甜菜碱、番茄色素、胡萝卜素、蔗糖酶、维生素 C 等;皮含蜡质;种子含脂肪、蛋白质、维生素 B_1 及糖类。

西瓜具有清暑、解渴、利尿的功效。适用于高血压、肾炎、肝炎、冠心病等。

高血压病患者,取西瓜翠衣(中药店有售)10 克,草决明子 10 克,煎汤代茶,日服数次,10 日为 1 疗程,长服更为有效。另外,凡高血压病(原发性高血压)、心血管病患者,在西瓜应市期间,最好每日食之,尤其炎热的日子,可以西瓜代茶,持续食用,疗效自显。

225. 常吃桑椹对高血压病病人有什么好处?

常吃桑椹对高血压病病人有一定的好处。经常食用可有益于防治高血压病(原发性高血压)的并发症。桑椹,亦称桑果或桑椹果,属桑科植物桑树的果实。嫩时色青,极酸,难以入口,成熟时色渐变紫褐(也有为乳白透粉红色的),汁多,味甜,可摘食充饥。桑椹、桑叶、桑枝、桑皮都可入药。其性味甘平而无毒。

桑叶含大量胡萝卜素,桑皮含糖分;成熟的桑椹果含葡萄糖、蔗糖、琥珀酸、酒石酸、维生素 C、维生素 B_1、维生素 B_2、尼克酸、色素等。桑果、桑枝、桑皮都具有利尿、降低血压的疗效。高血压病、动脉硬化患者,可取嫩桑叶 30 克,蚕沙 15 克,煎汤饮服。日服 2 次,每次 50 毫升,10 日为 1 个疗程。

226. 食用桃子、香蕉有益于高血压的治疗吗?

(1)桃　子:属蔷薇科植物,未成熟的干果称之碧桃干。桃的核为桃仁,核、桃花、桃叶、桃树胶,均可入药。其味酸、甘,性微温;桃仁味苦、甘,性平。桃仁含脂肪油、苦杏仁甙、苦杏仁酶、维生素 B_1、挥发油;桃叶则含糖甙、柚皮素、奎宁酸;桃花含山柰酚、香豆精。碧桃干止虚汗;桃仁能祛淤血、润肠、镇咳。高血压伴头痛、便秘者,取桃仁 10 克,决明子 10 克,煎水饮服。每日 2 次,每次 1 茶杯,10 日为 1 个疗程,可连续服用一个时期。

(2)香　蕉:属芭蕉科植物,别称甘蕉,原产于印度,我国台湾、福建、广东、广西等省、区均产。味甘、性寒,无毒。含淀粉、脂肪、蛋白质、糖类、灰分、胡萝卜素、维生素 B、C、E 及鞣质;并含有去甲肾上腺素、5-羟色胺及二羟基苯乙胺等,具有抑制细菌、真菌、降低血压的作用。高血压病患者,取香蕉或果柄 50 克,煎水服饮;香蕉花,煎水饮,可防治脑出血。

227. 猕猴桃和柿子对防治高血压的合并症有好处吗?

(1)猕猴桃:又名羊桃猕猴桃、藤梨,属猕猴桃科植物,果供食用,根、茎入药。盛产于西北、东北、华东等地山区,以野生为主。其味酸、甘,性寒,无毒。果肉富含糖类、有机酸、B 族维生素、维生素 C 等。此品能清热利水、散淤活血、抗炎消肿、降低血压、降低胆固醇等,适用于冠心病、高血压病、动脉硬化等症。冠心病、高血压病、动脉硬化者,可经常食用猕猴桃罐头、猕猴桃汁饮料。

(2)柿 子:原名为梯,为柿科多年生植物,种类繁多,有红柿、黄柿、青柿。就其形状而言,有圆柿、方柿、扁柿之分。北方盛产,需嫁接过。生、干果实供食用。柿饼、柿霜、柿蒂、柿漆均可供药用(柿饼为干果食品)。柿子味甘、涩,性寒,无毒;柿霜味甘,性平;柿蒂味涩,性平;柿漆味涩,性寒。果实含蔗糖、葡萄糖、果糖,新鲜柿子的含碘量很高;柿蒂含三萜酸(包括乌苏酸、白桦酸、齐墩果酸、强心甙、蒽甙、皂甙);柿霜含甘露醇、葡萄糖、蔗糖、果糖;柿叶含大量维生素 C(嫩叶 100 克含 1克)。

据实验资料证实,柿液汁所含单宁成分及柿叶中提出的黄酮甙能降低血压,并能增加冠状动脉的血流量,从而有利于心肌功能的正常活动。故生柿能清热、解酒毒;柿霜可清肺润喉;柿为降压良药,对于防治高血压病、心血管病及便秘、痔疾有显效。

用法:高血压病、冠心病患者,取野生柿榨汁(名为柿漆),以牛奶或米汤调服,可酌加适量冰糖,每服半茶杯,可作防治中风急用品。平时可取柿饼加适量水煮烂,当点心吃,每日 2次,每次 50 克~80 克,常服有效。

228. 常食苹果对高血压病病人有好处吗?

现代医学研究结果证明,苹果能防止血中胆固醇的增高,减少血液中的含糖量。高血压病(原发性高血压)、动脉硬化症、冠心病患者宜长年四季不间断地食用苹果,至少每日吃 1~2 个(中个的),持之以恒,必见效益。

苹果是水果类中的大宗佳品,营养丰富。据测定,每100克果实中,含有糖分15克,蛋白质0.2克,脂肪0.1克,胡萝卜素0.08毫克,维生素 B_1 0.01毫克,维生 B_2 0.01毫克,维生素 C 6毫克,尼克酸0.1毫克,钙11毫克,磷9毫克,钾110毫克,钠2毫克,镁8毫克,氯1毫克,铁0.3毫克。此外,还有苹果酸、鞣酸、果胶等物质,都是机体所必需的营养成分。中医认为,苹果性平,味甘酸,具有补心益气,生津止渴,健胃益脾之功能。

一位高血压病患者,男性,36岁,1年前测血压最高达24.0/14.7千帕(180/110毫米汞柱),伴头晕、头痛。后来他停用一切降压药物,改食苹果,每日两个,坚持1年多,血压逐渐降至17.3～14.7/12.0～9.3千帕(130～110/90～70毫米汞柱)。因此,治疗高血压病非药物治疗和药物治疗都是非常重要的,治疗上必须个体化。长期食用苹果可能对某些高血压病病人有好处,若配合其它非药物疗法或适当的药物治疗,效果可能更为理想。当然,常食苹果只是有益于治疗高血压病,不能只靠食用苹果治疗高血压病。

229.能介绍几种治疗高血压病的中草药吗?

(1)松　黄:又名松花粉,为松科植物马尾松的雄花花粉,质轻松滑腻,色淡黄,微香,民间用以制糕团,并可入药。其味甘,性微温。松花粉含蛋白质、多种氨基酸、糖类、多种维生素、酶素。据实验观察,松花粉具有软化血管、降低血压、养血祛风、益气平肝、防治心血管疾病之功效。高血压病(原发性高血压)、心血管病患者取松花粉5克,装入绢袋,酒浸7～10日,每日2次,饭后饮服少量,长服有益。

(2)鲍　鱼:为海产软体动物,中医称为石决明,产于我国的青岛、烟台、昌潍等海滨浅水中,以足吸附岩礁上,肉可食,贝壳入药。其味咸，性平，无毒。肉含蛋白质、脂肪、无机盐类；贝壳含碳酸钙 9% 以上、有机质 3.67%，尚含少量镁、铁、硅酸盐、硫酸盐、磷酸盐、氯化物和微量碘。石决明能明目去瘴，治骨蒸，通五淋。高血压伴眼底出血者，取石决明 10 克，甘菊 6 克，草决明子 10 克，煎水饮服。每日 1 次，10 日为个疗程，可持续服用一个时期。

（3）淡　菜：为贻贝科动物的贝肉，俗称水菜，因晒干时不加食盐，故名淡菜。产于浙江近海，其肉质味美，营养丰富，既为营养食品，也供药用。其味甘，性温，无毒。肉含蛋白质、脂肪、糖类、烟酸、维生素 A 和 B 族维生素以及钙、磷、铁。淡菜具有补虚除热、降低血压、软化血管之功效。高血压病、动脉硬化者，取淡菜 15 克，焙干研细，松花蛋 1 个，蘸淡菜细末，每晚 1 次用完，连服 7 日为 1 个疗程，视必要，可续服。

（4）蚕　蛾：又名家蚕蛾，为蚕蛾科动物，其蛹为蚕蛹。蚕沙、蚕蜕、蚕茧、白僵蚕均可作药。白僵蚕味咸、辛、性平、无毒；蚕茧味甘，性温，无毒；蚕蛹味甘，性平；蚕砂味甘、辛，性温，无毒。蚕蛹含高蛋白质、氨基酸、脂肪油，其中主要成分是不饱和脂肪酸、甘油酸、卵磷脂、甾醇、脂溶性维生素；蚕砂含有机物，包括蛋白质、叶绿素、植物生长素、组氨酸等。

蚕蛹具有降低血压、血脂的作用。高脂血症、高血压病患者取蚕蛹油炒食之，每日 10 克，连服有益。

（5）葫　芦：又名蒲芦或扁蒲，属葫芦科一年生藤本植物。葫瓢有圆形、长形、束腰如葫芦状。药用瓢壳，中医处方名叫蒲壳。其味甘，性平，无毒。干瓢中含葡萄糖及多缩戊糖；鲜葫芦含胡萝卜素、B 族维生素、维生素 C、脂肪、蛋白质等。葫芦为有效的利尿剂，能治水肿，消膨胀；种子有润肠消炎作用。高血压病（原发性高血压）、尿路结石、黄疸型肝炎患者，取鲜葫芦捣烂绞汁,以蜂蜜调服。每服1小茶杯,每日2次;或者煮水服饮亦可,10日为1个疗程,久服有效。但须随时注意观察病情和症状的变化。

(6)灰条菜:又名藜,属藜科植物,初生嫩叶紫红色,后变绿色,嫩时可食。茎、叶、种子均可入药。叶味甘,性平、微寒。全草含挥发油;叶的脂质中68%系中性脂肪;种子含油5.54%~14.88%。灰条能祛风解毒,但食后经日光照射,可导致"藜日光过敏性皮炎"。因高血压引起中风者,用藜全草阴干,每日15克~18克水煎代茶饮,有预防和治疗作用,1日煎服2次,10日为1个疗程,无副作用,可持续服用,以观后效。

(7)灵 芝:又称菌灵芝或木灵芝,为担子菌类多孔菌科植物。是寄生于栎及其它阔叶树根部的覃类,伞状,坚硬,木质菌盖似肾形或半圆形,紫褐色,有漆状光泽。全国各地均有分布。近几年来,各地均有人工培植,形态有变异,但疗效相同。古有五色灵芝之说,即分青芝、赤芝、紫芝等,成分与功效近似。灵芝味甘,性平,无毒,含麦角甾醇、有机酸、氨基葡萄糖、多糖类、树脂及甘露醇、脂肪酸、生物碱、内脂、香豆精、水溶性蛋白、多种酶类。动物实验证明,灵芝具有镇静、镇痛、抗衰老、保护肝脏、抗菌等奇效。以灵芝为主配以白术、田七、川芎等中药,能显著提高动物的存活率,并能帮助动物渡过放射病极期,而使血细胞较早地恢复,受照射动物服用灵芝后,可增进食欲,改善精神状态。正常人服用灵芝20克,即能降低心率。高血压病患者,取灵芝6克,甘草5克,水煎饮服。日服2次,10日为1个疗程,可持续服用一个时期。

(8)菊 脑:又名菊花脑,或叫菊花郎,属菊科栽培植物。江苏南京一带农村作菜食。当地老百姓的房前屋后均有栽培,冬季分根,春季摘采其嫩苗炒炸作菜。其味甘,性平,无毒,含蛋白质、糖类、脂肪、维生素 B_1、维生素 C、黄酮、挥发油等。药效与野菊相近似,具有清热凉血,调中开胃,降低血压之功效。

凡高血压病引起的头痛、目赤、心烦、口苦者,用鲜菊脑之嫩苗煮食,或取其全草及花煮汤饮用,剂量不拘,以自觉舒适为度,可持续服用,尤其夏秋季节,更宜常用。

(9)茼　蒿:又名蓬蒿菜,属菊科植物。一般为野生,亦可人工栽培,九月下种,次春采食,茎叶肥嫩,微有蒿味,故名茼蒿。花深黄色,状如小菊。此菜自古入药。唐孙思邈收载于《千金方》,流传至今,晓者甚广。其味甘、辛,性平,无毒,含挥发油、蛋白质、脂肪、维生素、磷、铁、钙等。具有清血、养心、润肺、除痰之功效。高血压性头昏脑胀,用鲜茼蒿 200 克,洗净切碎,捣烂取汁,温开水和服,每服 1 酒杯,每日服 2 次;或者取鲜茼蒿菜和鲜菊花脑各 60 克,煮汤服饮,每次 1 小茶杯,日服2 次,可持续服用一个时期。

(10)梧　桐:又称青桐,属梧桐科落叶乔木。花在农历谷雨前开,形似小喇叭,种子如豆,称为梧桐子,可炒熟食用或榨油。花、叶、种均可入药。其味甘,性平,无毒。梧桐子含脂肪油、灰分、蛋白质、非氮物质,并含咖啡因。油中含苹果酸;叶内含甜菜碱、胆碱、β-香树脂醇、β-香树脂醇乙酸等;皮含水分、灰分、粗蛋白质、粗脂肪、粗纤维等。据临床观察,具有镇静、降压、明目、平肝、补气养阴、乌发之功效。高血压者,取梧桐嫩叶30 克,煎水代茶饮,日服 1 次,10 日为 1 个疗程,可持续服用一个时期。

(11)蒡　子:又名牛蒡子,蒡翁菜,种子又称大力子,属菊科植物。其根肉质肥大,可供食用,也可入药。种子味辛,性平,无毒;根则味甘,性寒,无毒。果实含牛蒡甙、脂肪油、硬脂酸、棕榈酸、维生素 B_1 等;根含水分、蛋白质、糖分等。牛蒡子含一种甙,即牛蒡甙,水解后可产生牛蒡配质及葡萄糖。据试验对多种致病菌有不同程度的抑制作用,并具有降低血糖的作用。种子能清热解毒、利尿排脓;根和叶能强壮利尿,促进新陈代谢,促进血液循环。高血压、动脉硬化者:取牛蒡根适量煮粥食用,可治疗本病及预防中风。

230. 能介绍几种有益于高血压病病人的饮料吗?

(1)瓜茄饮:西瓜 2 500 克,西红柿 200 克,白糖适量。西瓜剥皮,去籽,用清洁纱布滤汁;西红柿用开水洗烫,剥皮,去籽,也用清洁纱布滤汁。然后把这两种汁液合并,加进适量白糖代水随饮,可以增进饮食,利尿,并能改善冠心病的症状;有的高血压患者用后能使血压不同程度地降低。

(2)红白饮:小红枣 20 枚,葱白(连须根)7 棵。把小红枣洗净,用温水泡发,煎煮 20 分钟,再加上洗净的葱白,继续煮 10 分钟。晾温,吃枣喝汤。连续服饮 15 日为 1 个疗程。可以治疗高血压引起的失眠、胸闷等症。

(3)青葙饮:青葙子 300 克,白糖 400 克,清水 1 000 毫升。青葙子用水泡透,加水,煎煮,每隔 20 分钟取液 1 次,加水再煎,共 3 次,最后去渣,合并煎液,继续用文火煎至浓稠后要干锅时,停火,冷却,拌进白糖把煎液吸净,混匀,晒干后压碎,装瓶备用。每次 10 克,用开水冲饮,每日 3 次,15 日为 1 个疗程。对高血压及由此所引起的头痛、目赤有显效。

(4)双枯饮:金银花 10 克,夏枯草 30 克。把金银花和夏枯草放入小缸内,冲入 2 000 毫升沸开水,盖好,浸泡,待晾凉后,频代茶饮,数量不限,次数不限,夏季常饮,有益无害。高血压病患者宜常饮服;冠心病、动脉硬化症及青年人也可服用。

(5)菊茶饮:白菊花 3 克,槐花 3 克,绿茶 3 克(最好取西湖龙井或太湖碧螺春或别处所产较高档的高山绿茶)。将三样原料挑拣干净,放入杯中,用开水冲泡,盖严,闷浸10分钟,晾凉,频饮,1日数次,每次饮量不限。可常年饮用,尤在夏季,更宜饮用。不仅可清心明目,而且能治疗高血压病及由此引起的一些不适症状。

(6)蜜茶饮:精制绿茶5克,槐花或枣花蜜30克。将绿茶放在容积500毫升的杯子里,用90℃开水冲泡,然后盖好,浸泡几分钟,晾温,加入蜂蜜,饮服。每日3～4次,15日为1个疗程,并可连续服用。热服可治疗细菌性疾病;凉饮可清心明目,去火,防治便秘。青年人、高血压病患者宜饮用。

(7)枸杞饮:枸杞子100克,五味子100克,白糖100克。将枸杞子、五味子拣净,放入容量2 000毫升的缸内,用1 500毫升开水冲泡,盖严,浸泡1日,放糖,代茶饮用,可连续如法泡制饮用。可治食欲不振等"苦夏"。高血压病患者可饮用。

(8)豆汁饮:新鲜绿豆芽1000克,白糖100克。把绿豆芽洗净,用清洁纱布挤汁,加白糖,不拘量,代茶饮。对高血压及泌尿系感染、尿赤、尿频、尿浊等有效。

(9)桑椹饮:鲜桑椹果1 000克或干品500克,蜂蜜300克。把桑椹果洗净,加水煎煮,每隔半小时取汁1次,再加水煎煮,共2次,合并煎液,以小火熬浓,至稠粘时,加入蜂蜜,至沸停火,待冷,装瓶备用。每次1汤匙,以沸水冲饮,每日3次,15日为1个疗程。可滋肝补肾、聪耳明目。对青年人或高血压所引起的耳鸣、头晕、目暗、健忘、烦渴、便秘等有效。

(10)桑竹饮:嫩桑叶5克,白菊花5克,苦竹叶20克。将上述原料挑拣干净,放入茶壶,开水浸泡两分钟,待晾温时,频饮;冷饮亦可。次数、数量不限,以自我感觉舒适为度。对耳鸣、喉痛有效。青年人和高血压病患者宜常饮用。

231. 饮茶有利于防治高血压病吗？

饮茶对防治高血压病(原发性高血压)的功效是肯定的。

在70年代中期,福建医科大学巡回医疗队对30岁以上的5 428人按饮茶习惯进行了高血压病的调查,发现喝茶者患高血压病的只占1%;而不喝茶者患高血压病的则高达10%以上。该校冠心病防治小组在茶区开展冠心病调查,发现常年喝茶者中冠心病患者的发病率只占1%;而不喝茶或很少喝茶者患冠心病的则占55.7%。这些事实足以说明,经常饮茶确有防治高血压和冠心病的功效。研究表明,茶叶之所以具有改善心血管生理功能的效果,主要是茶叶所含维生素P的作用。尤其是儿茶素类多酚物质能改善微血管壁的渗透性能,故可有效地增强血管的抵抗能力,起到生物氧化剂的作用,防止血管壁膜类物质的过氧化作用,从而防止了血管硬化;可以降低血液中的中性脂肪和胆固醇,促使体内纤维蛋白的溶解作用增大,有效地防止血凝,不致造成血栓、血淤而形成冠状动脉粥样硬化。

茶叶中含有2%～4%的咖啡碱。此外,尚含少量的茶碱和可可碱,均能溶于热水之中。饮茶所起的兴奋作用,就是咖啡碱的功效。由于咖啡碱能兴奋中枢神经,增强大脑皮质的兴奋过程,从而达到振奋精神、增进思维、提高劳动效率之目的。试验表明,饮茶能提高分辨能力、触觉、味觉和嗅觉能力。咖啡碱尤具利尿、解毒、平喘、强心、扩张血管之功能。因此,饮茶有利于防治高血压性头痛、增加胃液分泌、增进食欲、帮助消化、调节脂肪代谢等。茶多酚又名茶单宁,茶叶中约含10%～20%,绿茶比红茶的含量高。在茶叶的药用效能中,茶多酚是主角。茶叶中的茶多酚不仅含量高,而且组成物质也多,大约有30多种,绝大多数都具有药理作用。它有增强毛细血管的作用,尤其当脂肪性饮食过多时,微血管的通透性增大,脆性也就增大,容易引起破裂出血,饮茶可增强微血管壁的韧性,而且药效极为明显;可防止维生素C的氧化,有利于维生素C在机体内的积累和利用;能使有害离子(为六价铬离子)还原变成无毒害离子,因而有解毒作用;抑制动脉粥样硬化,减少高血压和冠心病的发病率,这是饮茶功效的独到之处。

茶叶中的无机盐若以百分比计算,约含有 $4\%\sim6\%$,其中 $50\%\sim60\%$ 可溶于水,能被人体吸收利用。主要成分钾盐占 50%;其次是钙、镁、铁、锰、铝等,还有铜、锌、钠、硼、硫、氟等微量成分。这些元素大部分是人体所必需的。有人检测,每日喝 5～6 杯茶,某些无机盐少则可以满足人体需要量的 5% $\sim7\%$,多则可满足 50%。特别应当提到的是,每 100 克茶叶中约含有 10 毫克～15 毫克氟,而 80% 的氟又可溶于茶汤。因此,每日若喝 10 克茶叶,即可获得 1 毫克的氟。据科学家分析得出的结论,茶叶中锌的含量比咖啡高,而镉的含量则比咖啡低。人体肾脏内镉含量对锌含量比值的变化,是引起高血压的一个重要原因。由于茶叶中的锌比咖啡中的高得多,据此可断定饮茶有利于防治高血压病。

不过,值得注意的是,饮茶一般不宜过多过浓。患高血压、心脏病的人,宜少喝浓茶,否则,可能会诱发心跳过快,血压增高。

九、高血压病的预防

232. 什么叫高血压 I、II 级预防?

1995 年 5 月 1 日健康导刊报道:高血压的 I 级预防,是指已经有高血压的危险因素存在,但尚未发生高血压的患者,控制危险因素防止高血压的发生所采取的预防措施。预防措施包括减肥、戒烟、戒酒、低盐饮食、定期健康查体、防止情绪激动、适当合理运动等。

高血压的Ⅱ级预防,包括已经采取了的高血压预防措施。对已经患了高血压的病人应早期发现、早诊断、早治疗,要及时将血压控制在理想水平,同时控制高血压的危险因素,防止病情进一步加重,预防心、脑、肾等重要脏器并发症的发生。

233. 有什么办法可以预防高血压病?

长期以来,医学工作者在治疗高血压病(原发性高血压)的同时,一直在考虑高血压病的预防问题。由于高血压病病因尚未完全明了,因此还不能完全有效地预防高血压病的发生,根据现有的文献资料,兹将预防高血压病的措施和办法介绍如下:

(1)树立积极向上的乐观主义精神,保持愉快的情绪,合理地参加生产劳动及文体活动,注意劳逸结合等。这些均有利于维护高级神经中枢的正常功能,对预防本病的发生有重要意义。

(2)开展流行病学调查(包括进行集体定期健康检查)和群众性的防病治病工作。对有高血压病家族史而本人血压曾有过升高记录者,应予以定期随访观察,以利于本病的早期防治。

(3)提倡每个医师在诊病时,将血压测定列为一项常规检查,这将有助于发现无症状的早期高血压病病人,并提供早期治疗的机会。

(4)低钠盐摄入,减轻体重,饮酒适度,适量运动,多食水果、蔬菜等非药物性措施,对预防血压升高有积极意义。可作为一级预防,特别适用于有发生高血压病的高危性的人群,如高血压病人后代、肥胖者和血压处于正常高限的人。

在我国,有人主张用练气功的办法进行自我精神调节,达到预防高血压的目的。

234. 患高血压病的老年人大便时应注意什么?

老年人与年轻人不同的生理特点之一就是老年人血管弹性差,其收缩与舒张功能均减弱,合并动脉硬化的比例升高。因此对于老年人特别是患高血压病(原发性高血压)的老年患者,大便问题是不容忽视的问题。当大便时,不论采取蹲式或坐式位,必须采取下蹲位,屈膝屈髋,使静脉受压,回心血量增加,动脉受压,外周血管阻力加大,以致血压升高。如果大便不畅、费力,加大腹压和屏气同时会给心脑血管带来过重负荷,增加了老年人特别是老年高血压患者心脑血管发生意外的机会。因为血压升高会使脑血管在加重负荷的同时,受到高压力血流的冲击,当超过一定负荷即发生破裂出血,造成脑卒中;另一方面心脏工作负荷增加,需氧量亦增加,容易诱发心绞痛或心肌梗死;当心肌氧供应不充分时,心肌易诱导出不稳定电活动,发生心律失常,特别是严重室性心律失常,如室性心动过速或心室纤颤,使病人致死。

同时应该指出,也就是老年人大便后站起来时,血液骤然下流,充盈腹腔内及下肢,使脑供血不足,造成血压下降、头晕、眼花,容易摔倒,发生意外。因此大便后站立时应缓慢,切不可动作"过猛"。通常采用坐式位大便可能会避免上述情况发生。当然保持大便通畅,多吃水果蔬菜、服用缓泻润肠药以防便秘,也是预防老年高血压病患者心脑血管意外的重要措施。

235. 练气功和打太极拳能够降血压吗?

练气功和打太极拳对部分高血压患者,能够收到降低血压的效果。气功疗法是通过自我锻炼来"疏通经络","调和气血"以及增强精、气、神等几方面,使正气充沛,保持身体健康,达到治病、防病、强身的目的。气功对中枢神经系统有良好的调节作用。经研究表明,气功能使脑细胞的电活动出现较好的同步和有序的定向变化。气功对自主神经也有作用,它可降低外周交感神经系统、中枢交感神经系统活动的效应,能改善心脏功能,降低心肌氧耗,改善左心功能。气功在缓解心血管病易患因素上起一定的作用。它在降低血液粘滞度,纠正凝血和抗凝血系统平衡失调,改善微循环,调节脂质代谢,增加高密度脂蛋白水平,改善糖代谢方面起着一定的作用。

气功锻炼主要包括以下 3 项基本要素:调心、调身和调息。要求三者有机结合,协同进行。高血压患者练气功要遵循和掌握的要领是心静、体松、气和、动静结合、练养相兼、意气相依、辨证施功、循序渐进的原则。大量临床实践证明,气功疗法不但对多种常见病如高血压、冠心病、溃疡病、胃下垂、慢性支气管炎、哮喘、神经衰弱等有良好的效果,而且,对某些难治病及健身、延年益寿,都显示出很好的效果。

在我国,太极拳已是非药物治疗高血压病的方法之一。据报道,长期坚持太极拳运动的 50～89 岁的老人,平均血压是 17.8/10.6 千帕(134/80 毫米汞柱),明显低于不打太极拳同年龄组老人的血压 20.5/10.9 千帕(154/82 毫米汞柱)。太极拳动作柔和,能使肌肉放松,血管松弛,促进血压下降。高血压患者打一套太极拳后,收缩压能下降 1.33～1.99 千帕(10～15 毫米汞柱)。虽然气功和太极拳运动能有效地降低血压,但在使用时应注意以下几点:

(1)要在气功师、太极拳师指导下练习气功或打太极拳,以治疗高血压。

（2）练功时要动静结合，动的时间不宜太长，若出现不适感觉应立即停止。

（3）严重心律失常、心动过速、严重心动过缓、心功能不全者均不宜选用此法。

（4）运动时避免过量，注意掌握脉率和有无疲劳感。如在做气功或打太极拳时，出现心悸感或疲劳感在1小时内不恢复者，意味着运动过量，下一次练功时应注意适当调整。

（5）练气功或打太极拳的同时不能停药，如血压稳定下降，可改用维持量

236. 松弛-默想方法可以降低血压吗？

应用多种非药物治疗措施，可使高血压持续降低。其中松弛-默想方法效果颇佳。现介绍如下：

交感神经系统功能异常参与高血压的发生。临界性和轻度高血压具有许多反映交感神经系统活性过亢的循环系统异常，包括儿茶酚胺水平增高、心指数增加、心动过速和周围血管阻力增加。高血压病人对注入的去甲肾上腺素相对敏感性异常地增强，这种敏感性增强的程度与高血压程度成正比。行为因素（如所谓的应激），通过应激反应与交感神经系统活性增加有关。慢性应激在引起交感神经系统功能改变和产生高血压方面的作用尚未被证实。然而，一些对抗应激生理作用方法的有效性已屡被证实。默想、呼吸锻炼和循序逐步的肌肉松弛能够持续而明显地降低正常和升高的血压。

松弛反应是对抗应激的一种固有生理反应。所谓松弛反应即指让锻炼者处于安静环境里，采取放松的体位，不停地默诵一个词、一个单音、一句短语，从而引起一连串综合性生理改变，包括氧耗量、心率、呼吸频率和动脉血乳酸含量降低；骨骼肌血流量的轻度增加和脑电图上慢 α 波强度的增加。这些

变化同时发生,与静坐或睡眠时观察到的情况不同,与全身交感神经系统活性降低相吻合。

松弛-默想方法已存在若干世纪,似可被综合为 4 个要素:反复的自我精神锻炼、默从的态度、放松的姿势和安静的环境。第一个要素是让注意力集中于一个恒定的精神刺激上(反复默念或轻声诵念一个词、一个单音或一句短语)或某种身体感觉上(如呼吸或肌肉紧张度);第二个要素是采取默从的态度,这可能是最重要的,如果背诵时思绪纷乱,锻炼者应置之不顾并将注意力重新集中到刺激上去,不必去担心完成锻炼情况的好坏而应采取"随它去"的态度;第三个要素是处于肌肉尽可能放松的体位;第四个要素是极少受外界干扰的安静环境。

下面是一种简便锻炼方法的指令:

(1)静坐于一个舒适的位置。

(2)闭上眼睛。

(3)尽量放松所有的肌肉,从脚开始,循序逐步向上直至面部,保持肌肉高度的放松。

(4)通过鼻子呼吸。当你呼气时默念"一",如吸进……呼出("一"),吸进……呼出("一")等。

(5)持续锻炼 20 分钟。可睁眼核对一下时间,但不要用闹钟。结束时,先闭目静坐数分钟,然后再睁开眼睛。

(6)不要担心自己是否已达到高度放松,保持一种若有若无的态度,让松弛自然到来。当思绪纷乱时,由它去,不要自我非难,继续复诵"一"。每天锻炼 1～2 次。不要安排在饭后 2 小时内锻炼,因消化过程可能会干扰松弛反应的发生。

松弛反应疗法简便易行,适合各类病人,这种松弛反应可以作为轻度高血压病病人的初选疗法,或作为重度高血压病病人药物治疗的一种辅助措施。

237. 洗耳恭听有助于降血压吗？

据"今晚报"所刊,洗耳恭听有助于降血压。众所周知,人们在讲话时,不单是讲话,同时也是在运用全身力量,这种"内心语言"对人们的感情生活和健康都有显著的影响。美国马里兰大学心理学研究中心的专家们,经过 20 年的潜心研究发现,人们之间任何交往,对身体都会产生不同程度的影响,即使关于天气方面的轻松闲谈也会对心血管系统,特别是血压产生影响。研究者使用新型电脑测量仪连续监测血压,当与高血压患者进行谈话时,尽管谈一些无关紧要的事,病人血压也会立刻上升,但患者本人却毫无感觉。

研究结果显示,当人们与别人谈话时血压升高,而听别人讲话时血压又迅速下降。实验还报告了三种情况下血压值也不一样,如大声朗读文章时血压最高;凝望一片空墙时,血压持中;而观看水中鱼时,血压较低。因此建议高血压病患者不但保持平静的心情,勿躁,而且在与别人交谈中,要谈听结合,以听为主,避免情绪激动、生气、大声谈话,甚至喊叫。

238. 常吃西红柿对防治高血压有益处吗？

常吃西红柿对防治高血压有益处。

西红柿,又名番茄,我国北方一些农村称为洋柿子,属茄科植物。我国各地均有栽培,系主要蔬菜之一,既可生吃,也可熟食,还能加工成罐头制品,其叶茎也可入药。其果实味酸,微甘,性平,无毒。主要成分富含蛋白质、脂肪、糖类及钙、磷、铁、烟酸、胡萝卜素、维生素 B_1、维生素 B_2 和维生素 C。全草含番茄素,尤其叶中含量最高,根次之,茎和果中最少。其中的番茄碱对于多种细菌和真菌具有抑制作用。食用西红柿,可降低实验动物的胆固醇;番茄汁可使实验动物的血压下降,具有使平滑肌兴奋的作用和清热解毒、凉血平肝之功效。

高血压患者可预先把西红柿用温开水洗净,酌放少量白糖,每日早晨空腹生食一个鲜西红柿,10 日为 1 个疗程,连续服用有益。

239. 维生素 C 可以防治高血压吗?

美国科学家在研究了血压正常的 67 名健康人和 241 名健康与高血压患者共存的人群后发现,他们的血压值均与抗坏血酸(维生素 C)的血液浓度呈负相关。科学家认为,维生素 C 抗高血压的机制是与它能消除损伤的血管基底膜而导致血压升高的自由基有关。这表明血液中维生素 C 的高水平可能防止健康人患高血压。

240. 检查高血压病病人血中的肌氨酸酐的含量有何意义?

最近,美国学者发现,高血压患者如果血液中的肌氨酸酐含量超过标准,就极容易诱发心脏病或中风,而且,病变突然,病死率高。最值得注意的是年轻高血压病人的病死率亦高。肌氨酸酐是肌肉新陈代谢的产物,血液流经肾脏时,肌氨酸酐将被过滤出去,如果血中肌氨酸酐含量太多,则可能是肾功能不正常。

美国健康研究所自 1973 年开始追踪研究了 1 万多名高血压患者,结果显示,肌氨酸酐含量超过 2.5 毫克者,有 50%以上的患者会在达到这种界限的 8 年内死亡。虽然迄今医学界仍无法解释肌氨酸酐与高血压患者早死的有关原因,但有人认为,肌氨酸酐含量过高比由于胆固醇含量过高及曾患心脏病等指标更能准确地预测死亡。

所以,美国医学界有不少人士都主张,每位高血压患者,每年至少要检查 1 次肌氨酸酐的含量。

金盾版图书,科学实用,
通俗易懂,物美价廉,欢迎选购

临床烧伤外科学	99.00元	急诊抢救手册(修订版·	
新编诊疗常规(修订版·		精装)	27.00元
精装)	88.00元	内科急诊救治速查手册	7.00元
乡村医生手册(修订版·		消化系统疾病诊断及	
精装)	48.00元	治疗(精装)	39.00元
乡村医生手册(修订版·		新编妇产科临床手册	
平装)	41.00元	(精装)	32.00元
新编心血管内科诊疗		临床药物手册(修订版·	
手册(精装)	36.00元	精装)	58.00元
性病防治图解手册	13.50元	新编常用药物手册	
新编常用药物手册		(第三版·平装)	32.00元
(第三版·精装)	37.00元	新编简明药物手册	21.00元
中华名医方剂大全		常用进口药物手册	21.00元
(精装)	59.50元	药物治疗处方手册	
临床实用中药辞典		(精装)	35.00元
(精装)	88.00元	护士手册(精装)	28.00元
新编实习医师手册		常见病前兆早知道	32.50元
(精装)	59.00元	癌的早期信号防治与	
新编心血管疾病鉴别		逆转	11.00元
诊断学(精装)	79.00元	疲劳综合征预防50招	8.00元
乡村医生急症救治手		内科常见病食物药物	
册(精装)	38.00元	相宜相克	13.00元
常见眼病诊断图谱		冠心病高血压脑血管	
(精装)	58.00元	病科学用药问答	13.00元
临床皮肤病性病彩色		心肌梗死防治470问	
图谱(精装)	130.00元	(修订版)	22.00元

近视眼防治 100 问	4.00 元	治疗骨质疏松与骨质增	
青少年近视防治	9.00 元	生 46 法	11.50 元
近视远视散光老花防治		关节炎防治 300 问	5.00 元
300 问	9.00 元	类风湿性关节炎防治	9.50 元
远视弱视散光近视自我		风湿病用药不良反应及	
防治	4.50 元	处理	7.00 元
青光眼防治 110 问	3.50 元	痛风及其并发症的防治	7.00 元
白内障防治 120 问	5.00 元	痛风中西医防治	10.00 元
耳鼻咽喉病防治	6.50 元	颈椎病防治 140 问	
耳鼻咽喉疾病自我防治	6.50 元	（第二次修订版）	13.00 元
常见耳鼻咽喉病防治		颈椎病自我防治	6.00 元
116 问	4.50 元	颈椎病自然疗法	7.00 元
扁桃体炎自我防治	4.50 元	肩周炎治疗 60 法	10.50 元
咽炎防治 110 问	3.50 元	肩周炎自然疗法	12.00 元
鼻炎防治 130 问	4.00 元	肩周炎防治（修订版）	6.00 元
打鼾与疾病 80 问	3.00 元	腰腿痛防治 260 问	
中耳炎防治	5.00 元	（第二次修订版）	19.00 元
牙病防治	7.00 元	腰腿痛自然疗法	12.50 元
牙痛及其原发病防治知识	4.50 元	腰痛自我防治	10.00 元
镶牙基本技术	6.00 元	腰椎间盘突出症防治	7.00 元
骨折脱位扭伤的救治与		骨质疏松与骨质增生	
康复	14.50 元	防治（修订版）	6.50 元
类风湿性关节炎治疗		骨质增生自我防治	7.50 元
62 法	15.00 元	足病鉴别与防治	13.50 元

　　以上图书由全国各地新华书店经销。凡向本社邮购图书或音像制品，可通过邮局汇款，在汇单"附言"栏填写所购书目，邮购图书均可享受 9 折优惠。购书 30 元（按打折后实款计算）以上的免收邮挂费，购书不足 30 元的按邮局资费标准收取 3 元挂号费，邮寄费由我社承担。邮购地址：北京市丰台区晓月中路 29 号，邮政编码：100072，联系人：金友，电话：(010)83210681、83210682、83219215、83219217(传真)。